Goldmann Ratgeber

Tokujiro Namikoshi

SHIATSU

Heilung durch die Fingerspitzen

Wilhelm Goldmann Verlag

Titel der englischen Originalausgabe:
Shiatsu. Health and Vitality at your Fingertips.

Aus dem Englischen übertragen
und für die deutsche Ausgabe überarbeitet von
Dr. Franz Klinger.

Made in Germany · 1/1979 · 1. Auflage · 118
Genehmigte Taschenbuchausgabe

Umschlaggestaltung: Creativ Shop, A. + A. Bachmann, München
Umschlagfoto: Studio Flossmann, München
Druck: Presse-Druck Augsburg
Verlagsnummer: 10765 · Pasche/Hofmann
ISBN 3-442-10765-2

Inhalt

Vorwort

Abseits vom wohlgeordneten und sorgfältig abgesteckten Garten der Schulmedizin, der offiziellen und offiziösen, durch Anatomie, Physiologie und Experiment begründeten Heilslehre blühen oft – neben viel wucherndem Unkraut – wunderliche Pflanzen mit eigenartigen Reizen, die den Wanderer zum Beschauen, vielleicht gar zum Bewundern und allenfalls zum Pflücken verführen. Eine solche wunderliche Pflanze ist jedenfalls «Shiatsu»: der Name schon wirkt fremdartig und melodiös-exotisch; eigenartig ist die Handhabung dieser japanischen Methode, noch eigenartiger und jedenfalls zu kritischer Stellungnahme verpflichtend deren theoretische Begründung.

Trotzdem: zwischen akademischer Lehre und üppig ins Kraut schießendem, auf Primitiverfolg bedachtem und weitverbreitete Naivität rechnendem Dilettantismus liegt ein weites Feld von praktischem, vielfach auf Tradition fußendem und jedenfalls durch Übung und Erfahrung gehärtetem Wissen. Man darf es nicht unbedacht als puren Unsinn abtun – sind doch vielfach Praktiken und Ratschläge der Empiriker später als nutzbringend erkannt worden, wenn auch ihr theoretischer Unterbau manchmal auf schwachen Fundamenten ruht.

«Shiatsu» ist jedenfalls eine Heilpraktik, deren Ursprünge in der für uns fremden japanischen Tradition wurzeln. Wir Europäer erkennen darin gewisse Züge, die wir der Chiropraktik, der Bindegewebsmassage, der Reflextherapie zuordnen möchten, um mit den uns zur Verfügung stehenden

Begriffen zu sprechen. Wer das originelle Buch studiert, wird indessen erkennen, daß hier etwas «anderes» bezweckt und erreicht wird und daß eben der Ostasiate anders denkt und anders handelt als wir.
Gerade deshalb halte ich es für reizvoll, den praktischen Teil dieses Buches ernstzunehmen, und ich bin überzeugt, daß viele Leute, auch wenn sie nicht geborene Therapeuten sind, daraus für sich großen Nutzen ziehen. Der Autor hat Tausende von seiner Methode zu überzeugen vermocht, und im Gegensatz zum gewinnsüchtigen Scharlatan gibt er seine Geheimnisse freimütig jedem preis, ohne einen Nebel sektiererischer Geheimnistuerei um seine Methoden zu verbreiten. Schon diese Mitteilsamkeit verdient unsere Anerkennung.
Wenn der Verlag bemüht war, die Anwendung von «Shiatsu» in möglichst verständlicher Form und im Sinne des Verfassers unfrisiert wiederzugeben, so sei darauf hingewiesen, daß die Erläuterungen über pathologische, physiologische und anatomische Zusammenhänge der originellen Denkart des Verfassers entspringen, die in recht manchen Punkten uns Europäer «unwissenschaftlich» anmutet. Wenn wir trotzdem diese Gedankengänge möglichst unverändert unserer Leserschaft mitteilen, so heißt das nicht etwa, daß wir unbesehen dafür einstehen. Aber ich wiederhole: «Shiatsu» ist Empirik und Praktik, und wie so viele in die Heilkunde eingegangenen und sanktionierten Methoden und Praktiken wird sie trotz der nicht vorbehaltlos zu übernehmenden Begründung Erfolge buchen können.
All dies vorausgesetzt halten wir «Shiatsu» für eine recht interessante, sicher ernstzunehmende und auch von Laien bei intuitivem Verständnis anzuwendende Methode, die bei aller Ungefährlichkeit imstande ist, Symptome namentlich des Bewegungsapparates, die gerade an der Grenze zwischen gesund und krank liegen, zu bessern und Ermüdungs- und

Erschöpfungszustände zu beheben. Schon die Aufforderung, in unserer schnellebigen und stressierenden Zeit täglich einige Minuten der Konzentration an unsere Muskeln, Sehnen und Gelenke zu verwenden, macht dieses Buch zu einem wertvollen Ratgeber für Gesunde, die nicht krank werden wollen und für «Halbgesunde», die ein ärztliches Eingreifen (noch) entbehren können.

Prof. Dr. Dr. W. Bärtschi

Zur Beachtung

Das prickelnde Gefühl von Gesundheit: Frische, Vitalität, Energie zu gewinnen -
die alltäglichen körperlichen Beschwerden und Schmerzen, vom Kopfweh bis zu den berüchtigten Rückenschmerzen, zu vertreiben –
dazu dienen die hier beschriebenen Behandlungen.
Wohl ist Shiatsu durchaus geeignet, auch bei schwereren Erkrankungen heilsame Wirkung auszuüben. Doch überlasse man ihre Behandlung dem Spezialisten.
Die Anwendung von Shiatsu soll insbesondere unterbleiben bei
- schwereren Erkrankungen von Herz, Leber, Lunge und Nieren;
- Magen-, Darm- und Unterleibskrebs;
- inneren Blutungen, wie z. B. bei Magengeschwür;
- Infektionskrankheiten;
- frischen Knochenbrüchen und Eingeweidebrüchen.

I Grundlagen des Shiatsu

Was Shiatsu bedeutet

Das Wort Shiatsu, das sich aus «shi» (Finger) und «atsu» (Druck) zusammensetzt, bezeichnet eine Methode zur Heilung von Krankheiten durch Fingerdruck. Sie beruht auf reiner Erfahrung. Erfahrungsgemäß pflegt ja ein Mensch, der vom Golfspielen oder vom Sitzen vor dem Fernsehschirm oder von stundenlangem Tippen auf der Schreibmaschine ermüdet ist, sich instinktiv jene Körperteile zu reiben oder zu massieren, die verkrampft sind oder schmerzen. Nachdem ich vierzig Jahre hindurch die Bewegungen des Menschen studiert und nach Therapiemöglichkeiten gesucht hatte, schuf ich das Shiatsu: Es vermag nicht nur Krankheiten zu heilen sowie größere Ausdauer und seelische Gelassenheit zu verleihen, sondern kann sogar zu einem harmonischeren Eheleben verhelfen. Ich habe über hunderttausend Patienten behandelt und in der von mir gegründeten Nippon-Shiatsu-Schule zwanzigtausend Schüler herangebildet, und immer wieder betone ich:

Das innerste Wesen der Shiatsu-Behandlung ist wie reine mütterliche Liebe; der Druck der Hände bringt die Quellen des Lebens zum Fließen.

Behandlung mit Fingern und Händen

Bei den meisten mit Hilfe der Hände vorgenommenen Behandlungen, sei es die im Westen übliche Massage oder das japanische «amma», ist die Einwirkung nicht so tiefgreifend wie bei der Shiatsu-Methode, die in einem *senkrecht* ausgeübten Druck mittels der Daumenkuppen besteht. Während so der Erfolg dort gewöhnlich nur in der wiedergewonnenen Beweglichkeit gewisser Körperteile besteht, beschreibt das japanische Gesundheitsministerium die in Japan heute weitverbreitete Shiatsu-Methode wie folgt:
«Shiatsu ist eine Behandlung, bei der mit Hilfe der Daumen und der Handflächen ein Druck auf bestimmte Zonen ausgeübt wird, um körperliche Störungen zu beseitigen, die Gesundheit zu erhalten oder zu verbessern und zur Heilung bestimmter Krankheiten beizutragen.»

Mobilisierung der eigenen Kräfte des Körpers

Shiatsu ist kein bloßes Heilmittel; indem es an die eigenen Kräfte der behandelten Person appelliert, regt es den Körper an, Krankheiten zu verhindern.
Im Jahre 1953 wurde ich von einer Gruppe von Chiropraktik-Schulen eingeladen, in verschiedenen Teilen der Vereinigten Staaten Vorträge zu halten. In Los Angeles, wo ich einen dreitägigen Lehrkurs abhielt, richtete ein Zuhörer folgende Frage an mich:
«Ich bin Uhrmacher. Ich brauche drei bis vier Jahre, um einen Lehrling derart auszubilden, daß er imstande ist, Uhren zu reparieren. Können Sie mir erklären, wie Sie Ihre Leute in nur drei Tagen lehren wollen, den menschlichen Körper, der doch viel komplizierter ist als eine Uhr, instand zu stellen?»

Ich erwiderte, daß ich diese Frage zwar vernünftig fände, aber daß der Mann zwei Dinge bedenken möge. Erstens: Eine Uhr ist nur eine Maschine. Zweitens: Der menschliche Körper besitzt regenerative Kräfte, die ihn instand setzen, sich selbst zu reparieren, was bei einer Maschine nicht der Fall ist. Ein paar Beispiele: Wenn ein Fremdkörper ins Auge gerät, wird er sofort von der Tränenflüssigkeit herausgeschwemmt. Kommt beim Essen oder Trinken etwas in die Luftröhre, so beginnt man unwillkürlich zu husten, um den Fremdkörper auszustoßen. Verletzte Haut wächst in wenigen Tagen nach. Mit andern Worten – der Körper repariert sich weitgehend selbst.

Ich erklärte ferner, daß Shiatsu deshalb anscheinend Wunder zu wirken vermag, weil es sich des natürlichen Dranges bedient, auf schmerzende Körperstellen zu drücken, und weil es die wunderbaren natürlichen Kräfte des Körpers verwertet. Gewiß bedürften noch einige theoretische Punkte einer Erklärung, aber der eigentliche Zweck meines Vortrages liege einfach darin, auf die dem Körper innewohnenden Kräfte hinzuweisen und sich ihrer zu bedienen, indem man dort einen Druck ausübt, wo es notwendig ist. Der Uhrmacher schien überzeugt.

Heutzutage pflegen sich die meisten Menschen allzu sehr auf Ärzte, Medikamente und Injektionen zu verlassen und übersehen dabei die Bedeutung der natürlichen Heilkräfte. Hippokrates, der Vater der Medizin, dachte an sie, als er sagte, die Natur sei der Arzt, und der Arzt sei der Diener der Natur. Wer den bekannten Witz erfunden hat: «Die Natur heilt die Krankheit, aber der Arzt steckt das Geld ein», dachte offenbar ähnlich.

Die zahllosen verkrampften, nervösen, an allerhand Störungen leidenden Menschen, die den Ärzten die Türen einrennen, täten viel besser, wenn sie sich der Wunder bewußt würden, die der Körper aus sich selbst wirken kann. Shiatsu soll dazu beitragen, diesen Menschen die Augen zu öffnen.

Wie wirkt Shiatsu?

Ungefähr 450 Muskeln, jeder an beiden Enden an einem Knochen befestigt, führen durch ihre Kontraktion die Bewegungen des menschlichen Körpers herbei. Die Kontraktion (Zusammenziehung) wird durch einen komplizierten Stoffwechsel-Vorgang ermöglicht. Das durch den Blutstrom in die Muskeln geführte Glykogen verbindet sich mit dem aus der Lunge kommenden Sauerstoff und erzeugt durch Verbrennung die für die Kontraktion der Muskeln erforderliche Energie. Dabei entsteht andererseits als Rückstand Milchsäure, welche Müdigkeit hervorruft. Wenn sich eine große Menge Milchsäure im Muskel angesammelt hat, wird die Kontraktion erschwert oder unmöglich.

Erschöpfung, die durch übermäßige Ansammlung von Milchsäure in den Muskeln verursacht ist, kann dadurch behoben werden, daß die Kontraktionen der Muskeln für eine Weile unterbrochen werden, mit andern Worten durch Ausruhen. Während die Milchsäure abtransportiert wird, bringen die Arterien frisches Glykogen und damit neue Energie für die Muskeltätigkeit heran. Wird gegen die Ermüdung durch längere Zeit nichts unternommen, dann ziehen sich die Muskeln nicht mehr richtig zusammen und verursachen dadurch Veränderungen am Skelett und Störungen in Blutgefäßen, Nerven und Lymphwegen. Das Ergebnis ist Krankheit. In einem Muskel, der sich nicht mehr richtig zusammenzieht, weil sich zuviel Milchsäure angesammelt hat, kann die «Müdigkeit» durch geeigneten Fingerdruck behoben werden.

Shiatsu kann von jedermann angewendet werden

Komplizierte Krankheiten erfordern die Behandlung durch einen Shiatsu-Spezialisten. Aber jeder, der gewisse Grundkenntnisse der Anatomie des menschlichen Körpers besitzt (Abb. 5, 6, 19, 27, 50) und mit den Grundlagen der Shiatsu-Technik, die ihm dieses Buch vermittelt, vertraut ist, kann einfache Behandlungen durchführen, die von Müdigkeit, von Schmerzen in Schultern und Rücken befreien, Zahnschmerzen lindern, hohen Blutdruck herabsetzen und sogar Bettnässen heilen können. Durch Shiatsu kann man nicht nur anderen ein angenehmeres Leben und bessere Gesundheit verschaffen, man kann sich auch selbst behandeln. So unterziehe ich mich zum Beispiel nach jedem Bad einer Shiatsu-Selbstbehandlung und fühle mich daraufhin viel wohler.

Was mit dem Gebrauch der Finger erreicht wird

Die Aktivität der Hände bei der Shiatsu-Methode wirkt auf den Behandelnden – also auch auf den sich selbst Behandelnden – an sich schon günstig, und zwar durch die Anregung der Blutzirkulation bis in die Fingerspitzen. Dadurch werden Blutstauungen in andern Teilen des Körpers verhindert. Die Quelle der Ernährung des Körpers, das Blut, strömt natürlicherweise jenen Stellen zu, die im Augenblick in Tätigkeit sind; beim Essen strömt das Blut in den Magen, beim Denken ins Gehirn. Da die zu den Fingern führenden Nerven mit dem Gehirn in Verbindung stehen, wird der Gebrauch der Hände sowohl ein Gefühl psychischen Wohlbefindens hervorrufen, als auch Zirkulationsstörungen im Gehirn selbst beeinflussen. Die Chinesen pflegen Nüsse zwischen den Fingern zu drehen, weil sie die heilsame Wirkung dieser Bewe-

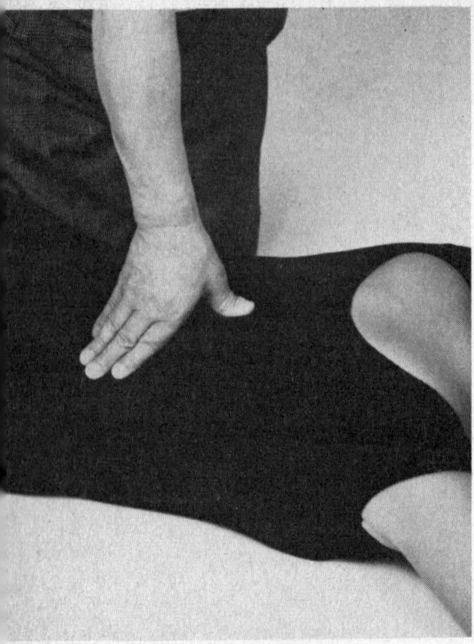

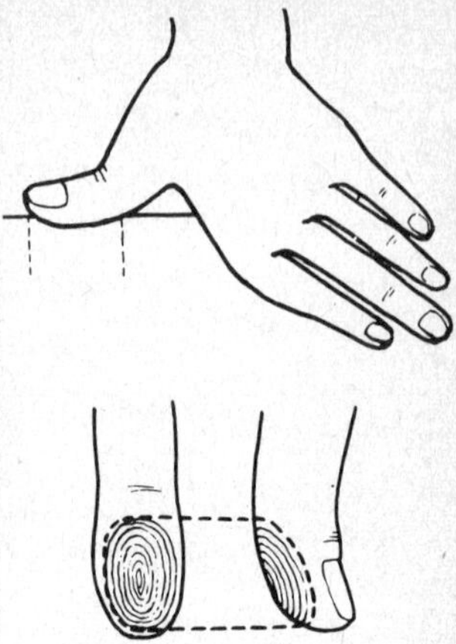

Abb. 1. Druck mit der
Daumenkuppe allein

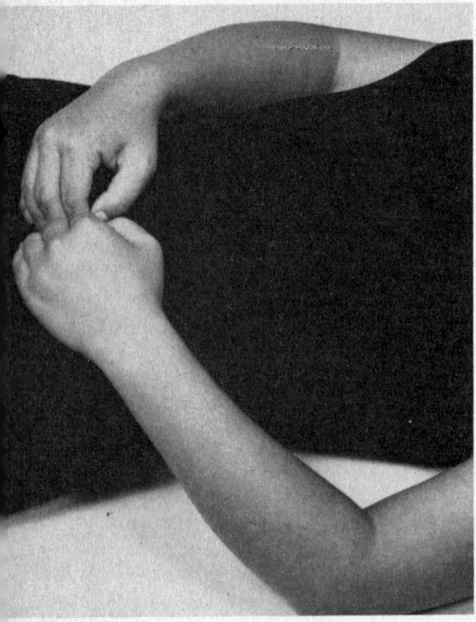

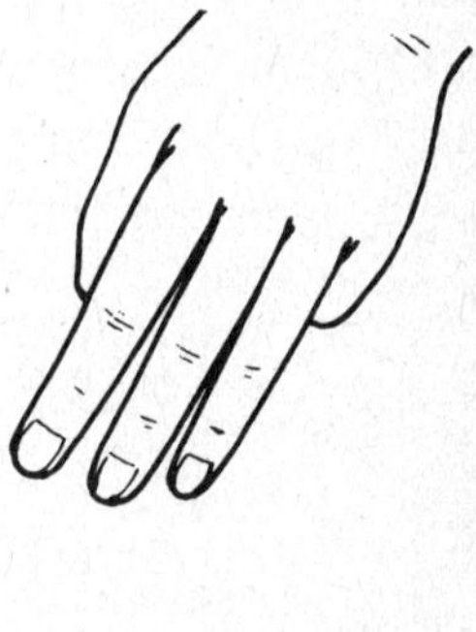

Abb. 2. Druck mit
drei Fingern

gung der Hände kennen. Japanische Kaufleute, die sich der Tatsache bewußt sind, daß der Hitzkopf immer der Verlierer ist, haben vor langer Zeit die Gewohnheit angenommen, die Hände zu reiben, wenn sie mit einem schwierigen Kunden verhandeln, weil diese Bewegung beruhigend wirkt.
Durch die starke Inanspruchnahme der Fingerspitzen fördert Shiatsu die seelische Ausgeglichenheit und die körperliche Gesundheit, indem es dcn Zustrom des Blutes in die Hände anregt.

Der richtige Gebrauch der Hände

Daumen

Da die Daumen bei der Shiatsu-Behandlung häufig verwendet werden, verdienen sie besondere Aufmerksamkeit. Man drücke stets mit der Daumen*kuppe* senkrecht nach *unten*. Niemals drücke man mit der Daumen*spitze* nach *vorn,* weil die Hände dadurch zu rasch ermüden oder sogar verletzt werden können (Abb. 1).
Da lebendes Gewebe sich durch Gebrauch entwickelt, habe ich im Laufe meiner zweiundvierzigjährigen Praxis gut ausgebildete Daumenkuppen mit seidenweicher Haut bekommen, so wie ich sie für meinen Beruf brauche. Das gleiche kann jeder haben, der Shiatsu richtig ausübt.

Drei Finger

Zur Behandlung des Gesichts und des Bauches verwende man den Zeige-, Mittel- und Ringfinger (Abb. 2).

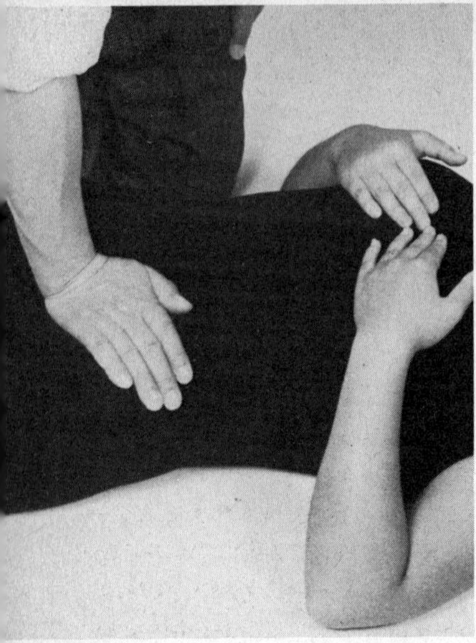

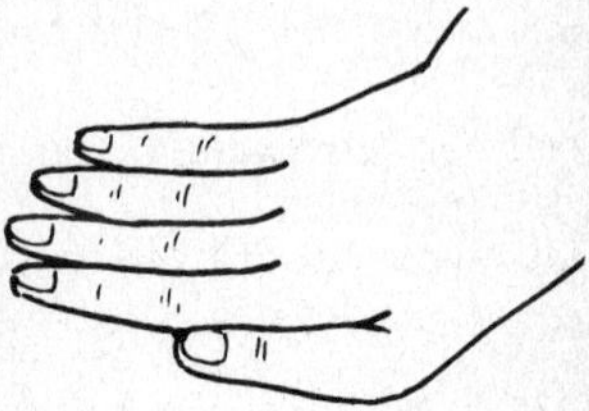

Abb. 3. Anwendung
der Handfläche

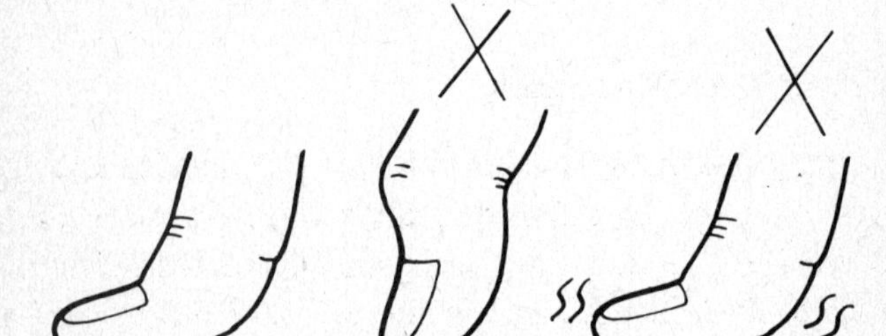

Abb. 4. Druckausübung. Der Druck wird mit der Daumenkuppe senkrecht nach unten ausgeübt, ohne reibende Bewegung. a. richtig / b. falsch / c. falsch

Handfläche
Die Handfläche verwende man, um Druck auf die Augen oder den Bauch auszuüben, sowie bei der Vibrationsbehandlung (Abb. 3).

Die Druckausübung

Man stoße die Finger niemals in das Fleisch des Patienten, sondern drücke mit den weichen Kuppen der Finger oder des Daumens, als ob man das ganze Körpergewicht darauf ruhen ließe. Der Grad des Drucks hängt von den Symptomen und vom Zustand des Patienten ab. Aber der Behandelnde sollte stets eine Stellung einnehmen, die es ihm erlaubt, nötigenfalls sein ganzes Körpergewicht einzusetzen. Der Teil des Daumens, der mit dem Körper des Patienten in Kontakt kommt, ist ungefähr so groß, wie ein von der Polizei abgenommener Daumenabdruck. Der Druck soll sanft sein und senkrecht auf die behandelte Stelle einwirken.

Die wichtigsten Druckpunkte

Obwohl gewisse Punkte, je nach der Art des Leidens des Patienten, zusätzliche Aufmerksamkeit erfordern, muß die Behandlung, um wirksam zu sein, im allgemeinen mit einer Druckausübung auf alle in Abbildung 5 und 6 dargestellten Punkte beginnen. Bei Behandlung spezieller Krankheiten erfordern die der schmerzenden Stelle zunächst gelegenen Punkte besondere Beachtung; doch verschafft ein Druck auf entfernt liegende Stellen manchmal große Erleichterung. Die Erfahrung hat gelehrt, wie wirksam die Anwendung von Shiatsu auf Körperstellen ist, die anscheinend nichts mit dem Leiden zu tun haben.

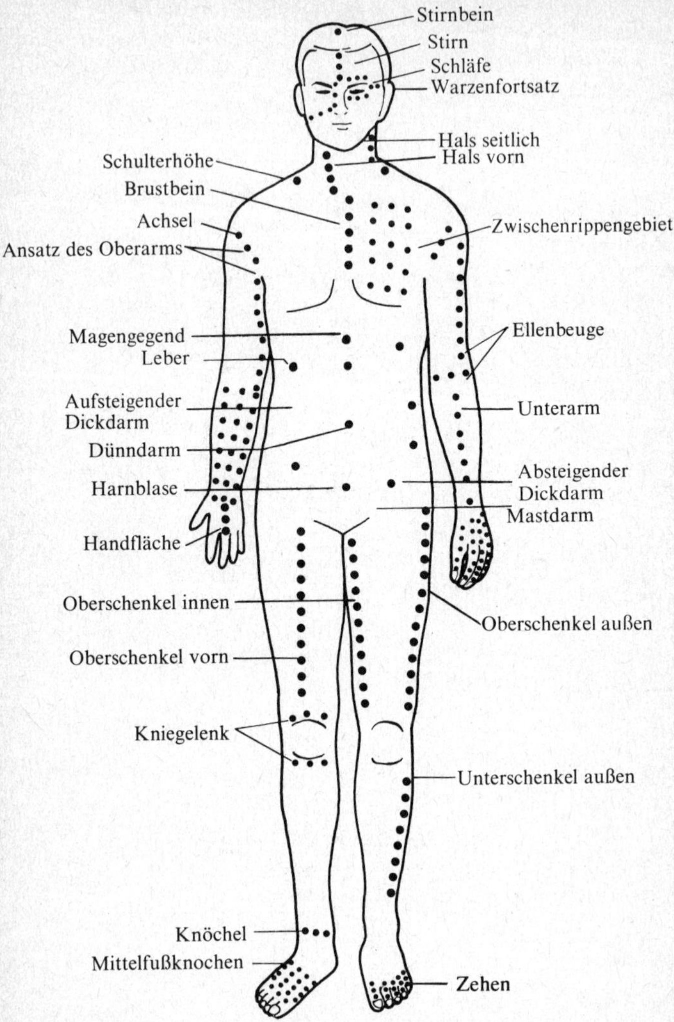

Abb. 5. Die Druckpunkte auf der Körpervorderseite

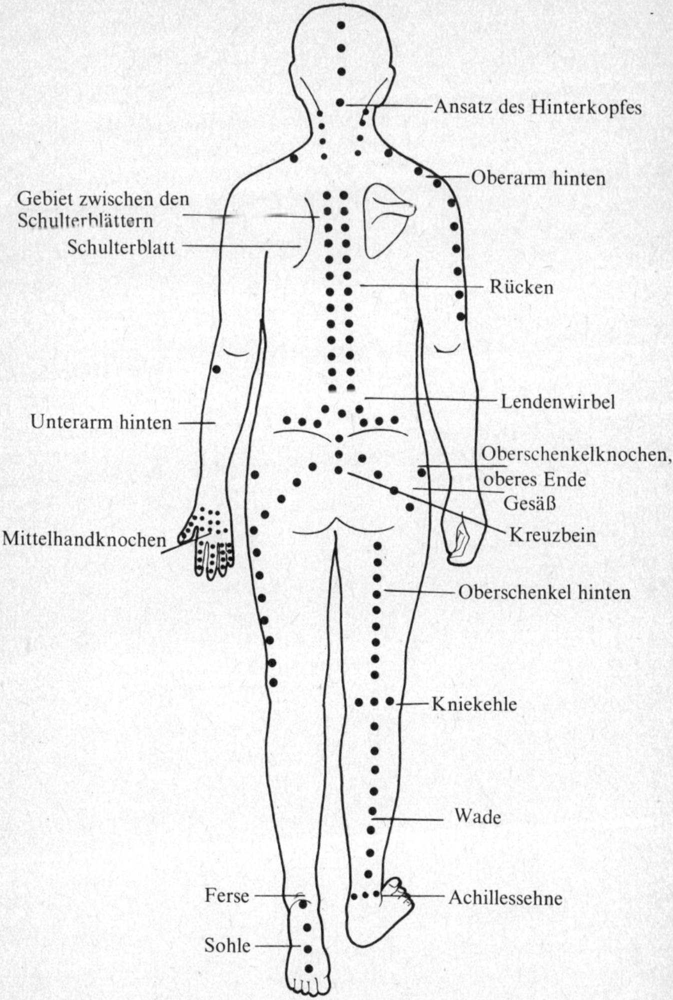

Abb. 6. Die Druckpunkte auf der Körperrückseite

Alle Druckpunkte werden später ausführlich im Zusammenhang mit den betreffenden Krankheiten und Leiden beschrieben.

Grad des Druckes

Mit Ausnahme der Umgebung des Halses, wo der Druck niemals länger als drei Sekunden lasten darf, soll die Dauer jedes einzelnen Shiatsu-Druckes fünf bis sieben Sekunden betragen. Es genügt, eine Empfindung hervorzurufen, die zwischen Wohlgefühl und Schmerz liegt. Ein berufsmäßiger Therapeut kann einen Druck ausüben, der tiefe körperliche Wirkungen auslöst, ohne als unangenehm empfunden zu werden. Im Zuge einer klinischen Anwendung wird normal gesunden Patienten gewöhnlich eine Shiatsu-Behandlung von dreißig Minuten, Kranken bis zu einer Stunde Dauer verordnet. Die einzelnen in diesem Buch beschriebenen Maßnahmen erfordern je drei Minuten.

II Wege zur Gesundheit und Vitalität

Ursachen allgemeiner Müdigkeit und Abgespanntheit

Sofern Sie jeden Morgen ungefähr eine Stunde, bevor Sie sich an Ihre Arbeit begeben müssen, mit klarem Kopf und ausgeruht erwachen (wenn Sie ein Mann sind, werden Sie als Symbol der Gesundheit außerdem eine volle Erektion haben), dann gehören Sie zu den Glücklichen, die ein im Rahmen des Möglichen angenehmes, gesundes, geistig und sozial ausgeglichenes Leben führen. Sie haben keinen Grund, sich Sorgen zu machen.

Der modern arbeitende Stadtmensch schläft jedoch oft zu wenig. Nach ungefähr drei Jahren der Tätigkeit am gleichen Arbeitsplatz nimmt er häufig die Gewohnheit an, spät schlafen zu gehen. Die Frau oder die Mutter kann ihn am Morgen nur mit Mühe aus dem Bett herausholen. Selbst jene Glücklichen, die an keine festen Arbeitsstunden gebunden sind, merken es doch zuweilen, daß das geschäftliche, gesellschaftliche und häusliche Leben Spannungen schafft, die sich in Form von Müdigkeit äußern. Es kann fünf, zehn oder fünfzehn Jahre dauern, bis Symptome auftreten. Auch dann ahnen die Betroffenen oft noch nicht, was ihnen fehlt. Doch wir Spezialisten erkennen die Situation auf den ersten Blick.

Um ein langes, erfülltes Leben führen zu können, darf man es niemals dazu kommen lassen, daß sich Müdigkeit chronisch ansammelt. Solange man jung ist, verschwindet jede Müdigkeit gewöhnlich nach einem achtstündigen Schlaf, und selbst eine schwere Erschöpfung hinterläßt kaum je bleibende Spu-

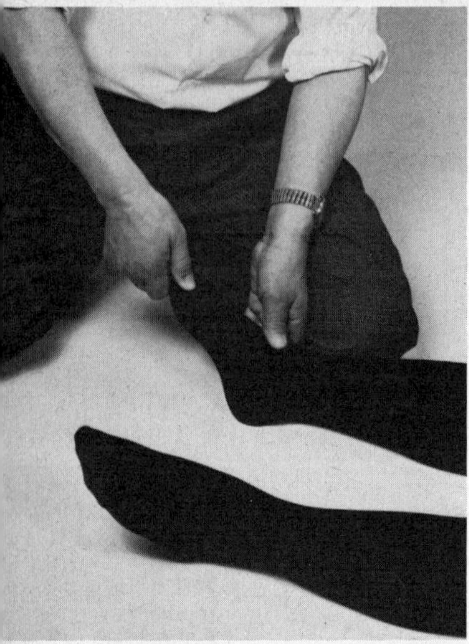

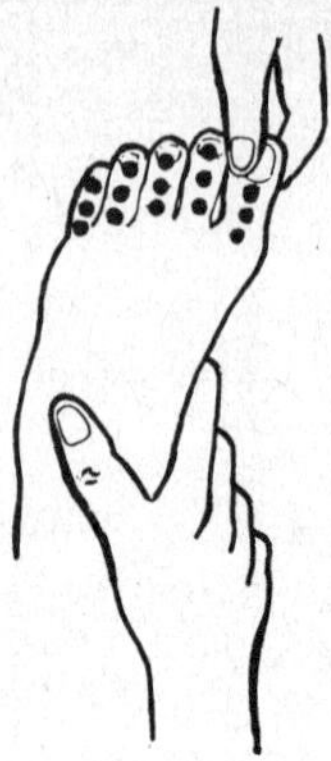

Abb. 7.
Druckpunkte auf den Zehen

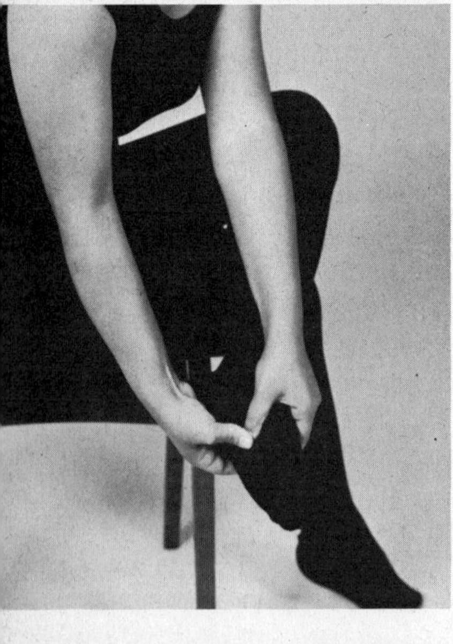

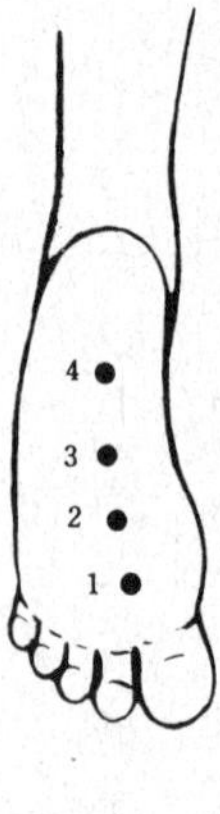

Abb. 8. Die Fußsohle

ren. Aber Schlaffheit und Abgespanntheit irgendeines Körperteils deuten auf ungenügenden Schlaf und schleichende Ermüdung. Solche Symptome verdienen Aufmerksamkeit. Wenn sie übergangen werden, kann das zu ernsten Störungen führen.

Was kann man gegen Müdigkeit tun?

Bei Müdigkeit in den Füßen beginne man die Behandlung, indem man auf jede Zehe dreimal hintereinander einen Druck ausübt. Dann drückt man ein paarmal auf die Knochen auf dem Rist, als ob man einen Daumenabdruck auf die Haut machen wollte (Abb. 7), ferner auf die Fußwölbung (die Unterfläche des Fußes), dann auf die innern und äußern Knöchel und schließlich auf die Achillessehne (Abb. 8–10).

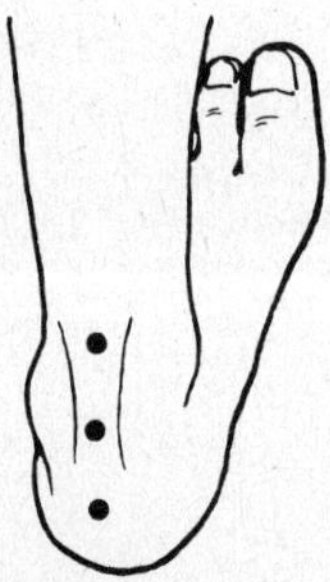

Abb. 9. Knöchel

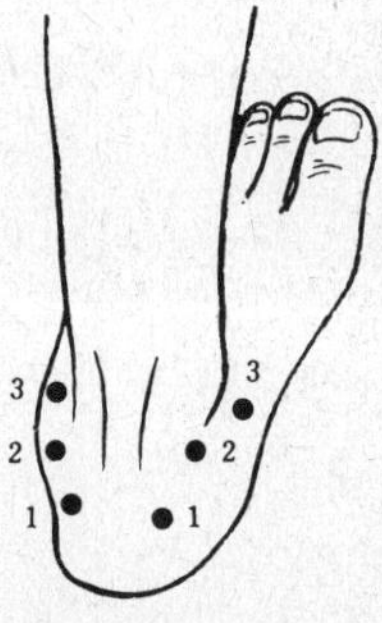

Abb. 10. Achillessehne

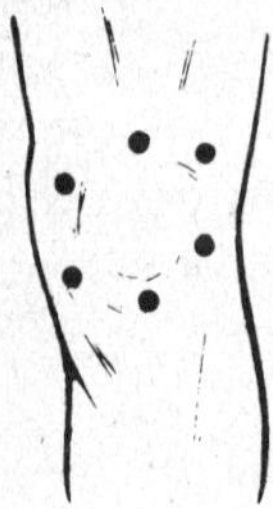

Abb. 11. Knie

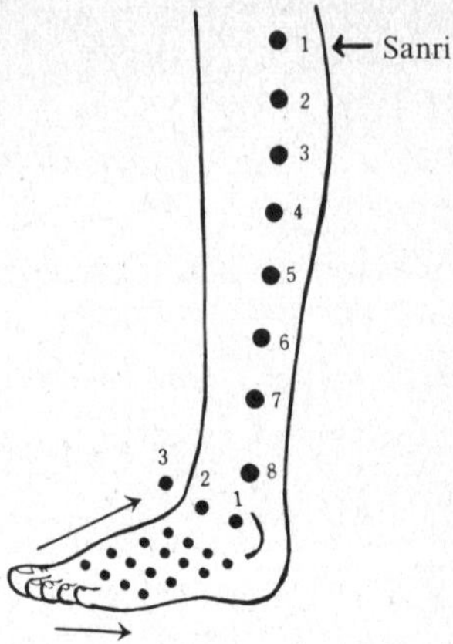

Abb. 12. Der oberste Punkt wird Sanri genannt.

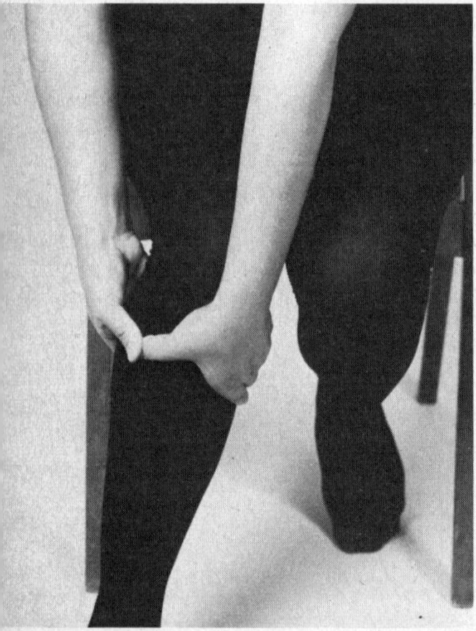

◀ Abb. 13. Druck längs des Schienbeins

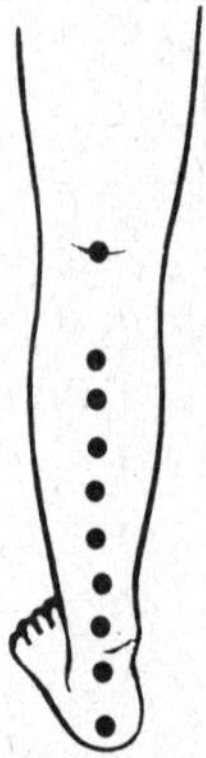

Abb. 14. Wade und Kniekehle

Wenn es die Zeit erlaubt, übe man auch an der Außenseite der Unterschenkel auf die Punkte vom Knie zum Knöchel einen Druck aus, die in den Abbildungen 11 und 12 dargestellt sind. Man beginne an dem Punkt unterhalb der Kniescheibe, der «Sanri» genannt wird (das bedeutet drei Ri = zwölf Kilometer), weil in alten Zeiten, als man in Japan fast ausschließlich zu Fuß ging, ein Wanderer, der diese Strecke zurückgelegt hatte, seine Müdigkeit dadurch zu bekämpfen pflegte, daß er auf diesem Teil des Beins den «Moxa», einen kleinen aus Heilkräutern geformten Kegel, verbrannte.
Man drücke auf die Punkte vom Sanri zum Knöchel mit beiden Daumen, ebenso auf die Punkte längs des Schienbeins (Abb. 13). Drücken der Wade mit fünf Fingern (Abb. 14) behebt allgemeine Müdigkeit und jene besondere Art Müdigkeit, die durch Mangel an Vitamin B verursacht wird.
Eine Shiatsu-Behandlung des Oberschenkels und der Leistengegend dient der Erhaltung der Jugendlichkeit. Man drücke entlang des Schenkelmuskels von oben nach unten, erst an der Innen-, dann an der Außenseite (Abb. 15–17). Dann drücke man mit vier Fingern einer Hand auf die Rückseiten der Beine und die Hüften (Abb. 18). Nebenbei bemerkt: Welkes Fleisch in der Leistengegend, besonders bei jungen Frauen, deutet auf eine ernste Störung hin, die sofort behoben werden sollte.
Durch Druck auf den Ischiasnerv (Abb. 19) kann Ischias verhindert oder geheilt werden. Man übe den Druck auf diesen Nerv vier Minuten lang aus. Dann lege man sich auf den Rükken, strecke die Arme neben den Ohren über den Kopf nach oben und dehne und strecke sich mit geschlossenen Beinen viermal so kräftig wie möglich.

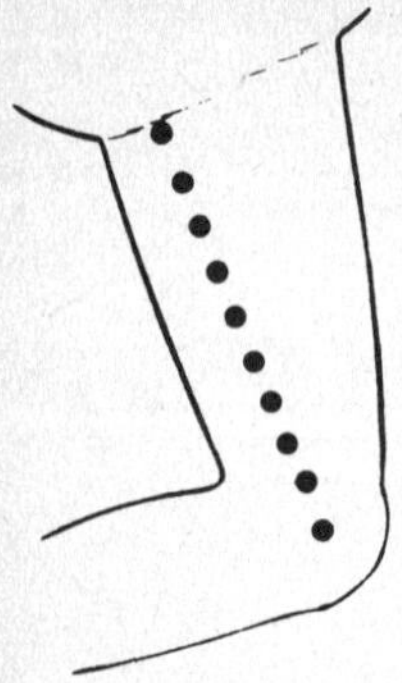

Abb. 15. Innenseite des Oberschenkels

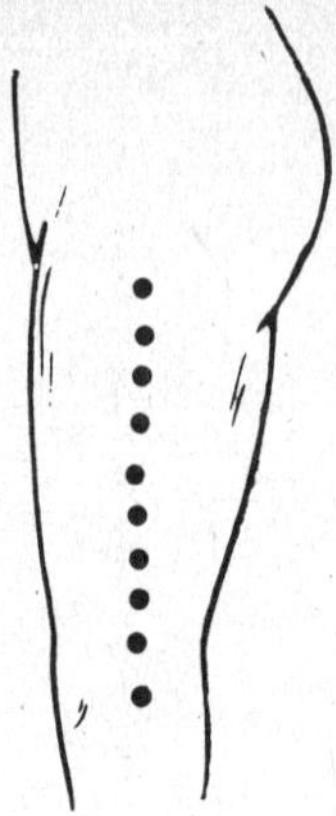

Abb. 16. Außenseite des Oberschenkels

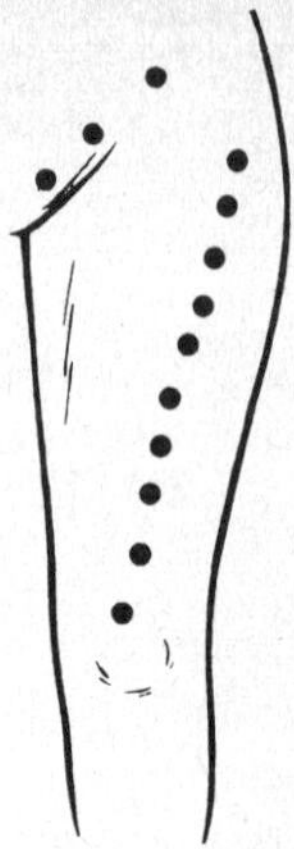

Abb. 17. Leistengegend und Vorderseite des Schenkels

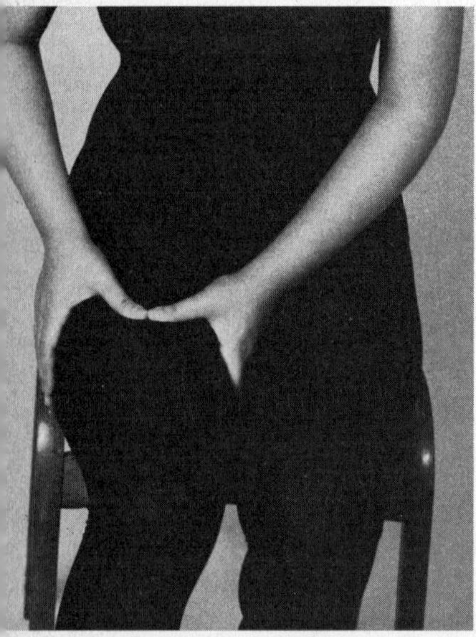

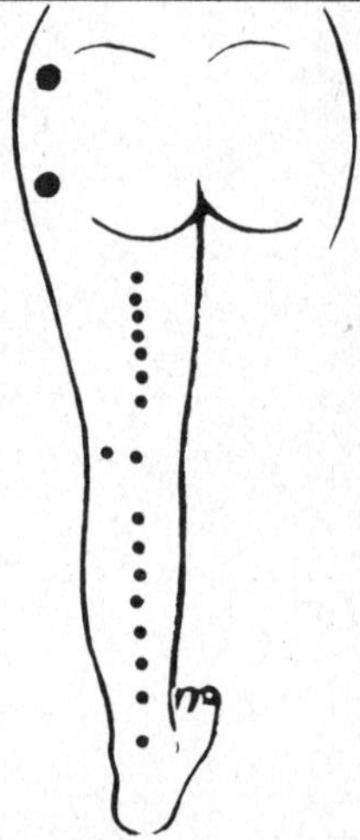

Abb. 18. Hüfte und Rückseite des Beins

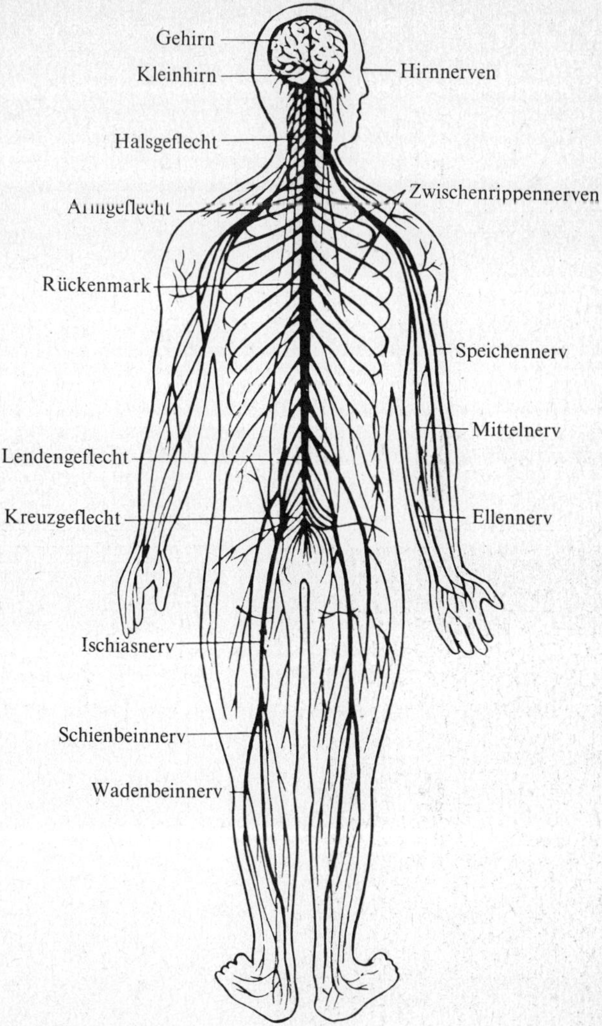

Abb. 19. Das Nervensystem

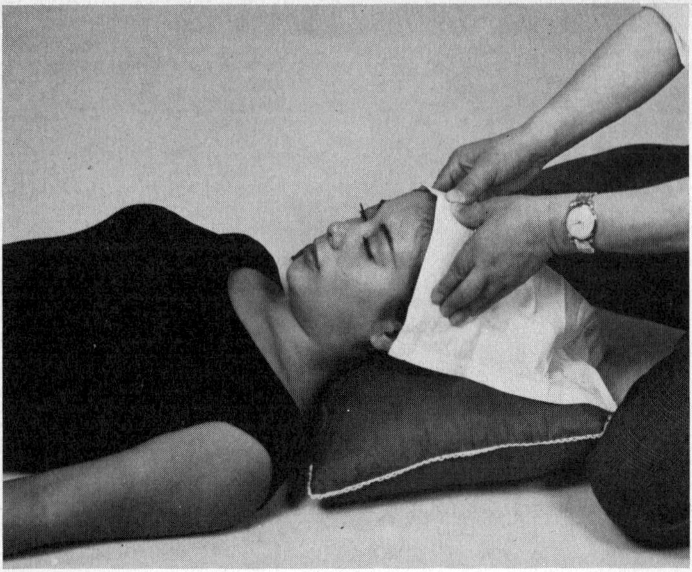

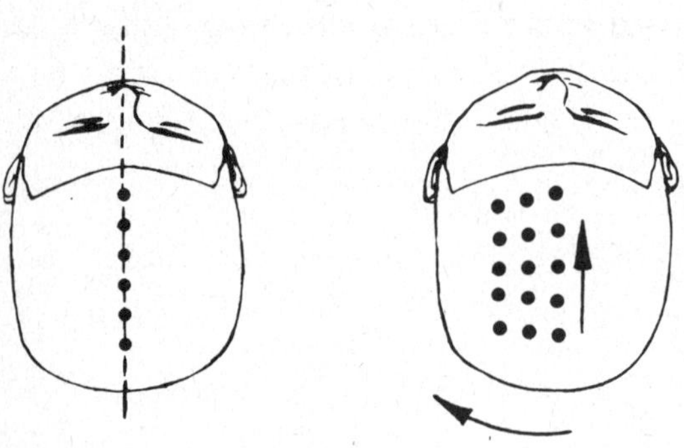

Abb. 20. Schädeldecke

Gegen Schwere im Kopf

Wer nach einem vergnügten Abend spät schlafen gegangen ist, leidet am nächsten Morgen unter einem Kater, und die Angehörigen des armen Opfers leiden unter seiner schlechten Laune. Die Ursache dieses Leidens – verbrauchtes, unreines Blut, das sich im Kopf angesammelt hat – kann sehr leicht behoben werden, indem man den Zufluß von frischem Blut durch die folgende Shiatsu-Behandlung anregt:
Man drücke auf die Schädeldecke (Abb. 20), und man wird sogleich bemerken, daß der Kopf freier wird. Diese Maßnahme bewirkt nämlich eine Erweiterung der Blutgefäße, so daß frisches Blut herbeiströmen kann.
Shiatsu-Druck auf den Kopf hilft jedoch nicht nur gegen Kater, sondern vermag auch gegen steifes Genick oder gegen jene Ermüdung, die Büroangestellten so oft die Arbeitslust und die Konzentrationsfähigkeit raubt, einiges auszurichten. Wenn man sich ein paar Minuten Zeit nimmt, um mit drei Fingern auf die Schläfen zu drücken (Abb. 21) oder mit vier Fingern auf die obere Partie des Nackens (Abb. 22) und mit den Daumen auf den Nackenansatz, so werden Schwung und Energie zurückkehren, und die Arbeit wird leichter vonstatten gehen.

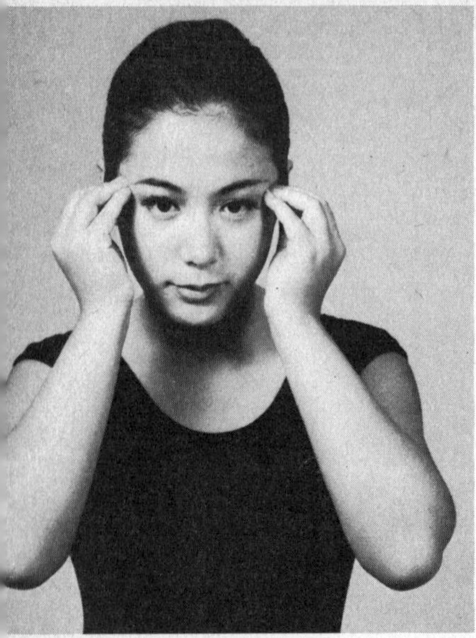

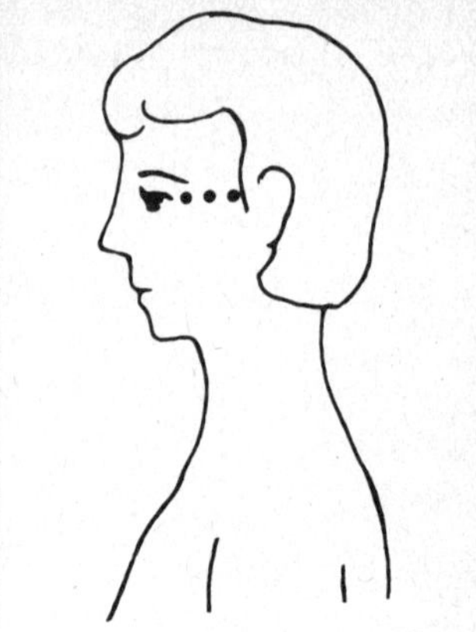

Abb. 21. Schläfen

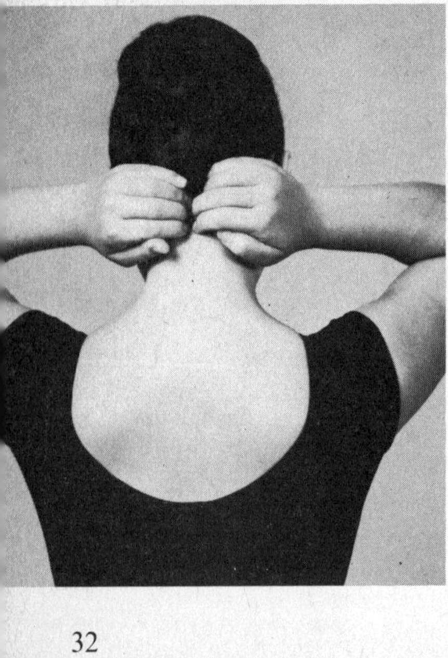

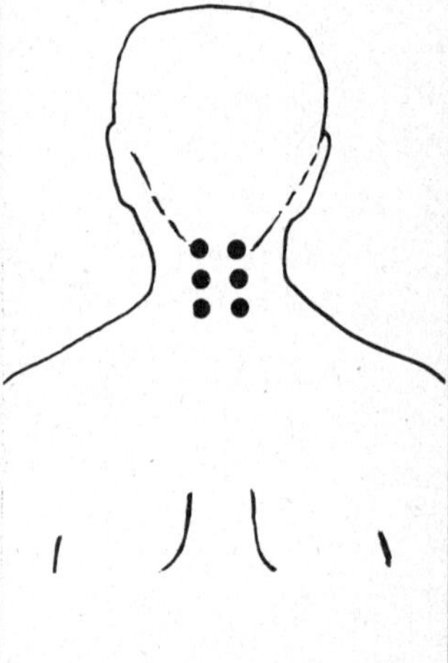

Abb. 22. Nacken

Gegen Müdigkeit in der Kreuzgegend

Obwohl jüngere Menschen bis zu ihrem dreißigsten Lebensjahr die Beschwerden, die von schmerzenden, müden Hüften verursacht werden, nicht kennen, erfordern doch die ersten Symptome der in Jahren angesammelten Müdigkeit unmittelbare Beachtung, weil dieser Teil des Körpers die Achse so wichtiger Bewegungen wie Gehen, Strecken, Beugen und Rumpfdrehen ist. Durch schlechte Haltung sammelt sich Müdigkeit in den Lenden an, die Rückenmuskeln verhärten sich, und es kommt zu Störungen der innern Organe. Man achte immer besonders auf das Gesäß und die Hüften, vor allem, wenn man in den Dreißigern ist; und wenn sich irgendeine Störung bemerkbar macht, versuche man sie sofort zu beheben. Kälteeinwirkung, Überarbeitung, seelischer Schock, durch Fieber hervorgerufene Bewegungsstörungen oder Bandscheibenschäden können starke Kreuzschmerzen verursachen (siehe Abschnitt Bandscheibenvorfall). Leichte Kreuzschmerzen, hervorgerufen durch sitzende Beschäftigung, reagieren rasch auf die folgende Behandlung:

1. Man halte sich immer gerade.
2. Sobald Müdigkeit auftritt, übe man mit den Daumen Druck auf Kreuzbein und Lendenwirbel aus (Abb. 23).

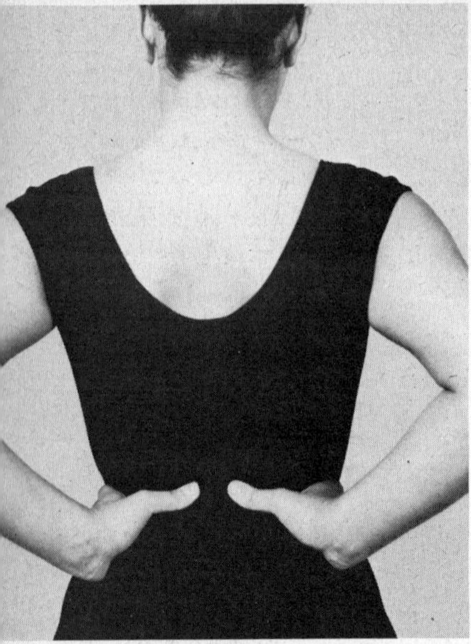

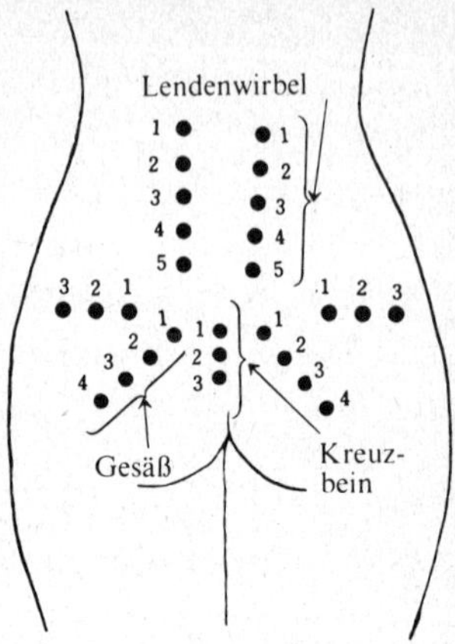

Abb. 23. Die Druckpunkte an den Lendenwirbeln, am Kreuzbein und am Gesäß

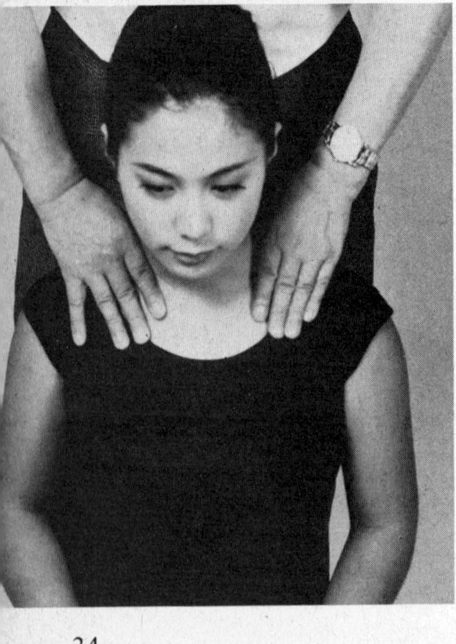

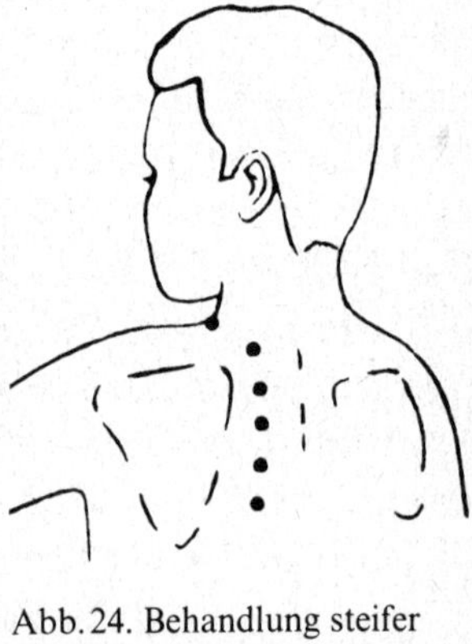

Abb. 24. Behandlung steifer Schultern (kniend oder in der Seitenlage). Druckpunkte oberhalb der Schulterblätter und dazwischen.

Gegen steife Schultern

Störungen des Stoffwechsels oder klimakterische Störungen können eine Steifheit in den Schultern hervorrufen, die mit Schmerzen in den Muskeln der Schultern und des oberen Teils des Rückens verbunden ist (medizinisch gesprochen handelt es sich um den Trapezmuskel, um die Rhomboidei und den Levator scapulae).

Aber die häufigsten Ursachen sind unnatürliche Haltung oder Fehlformen der Wirbelsäule oder einzelner Wirbel. Wenn die Schultern scheinbar ohne Grund steif sind und schmerzen, läßt sich die Muskelspannung, die fast immer damit verbunden ist, gewöhnlich so beheben:

Veranlassen Sie einen Partner, beide Daumen oberhalb Ihrer Schulterblätter aufzulegen und unter Einsatz seines ganzen Gewichts fünf- oder sechsmal einen je drei Sekunden dauernden Druck auf diese Stellen auszuüben. Daraufhin möge er die Punkte längs der Innenseite der Schulterblätter drücken, und zwar jeden dreimal (Abb. 24).

Mit dem Daumen auf dem höchsten Punkt der zwischen den Schulterblättern gelegenen Region und mit den übrigen Fingern auf den Schlüsselbeinen möge der Partner mit allen Fingern gleichzeitig Druck ausüben, den obern Schulterblattmuskel zwischen den Fingern drücken und hochziehen. Nach ungefähr einer Sekunde lasse er los und wiederhole das Ganze dreimal.

Dann ergreife der Partner Ihre Handgelenke, beuge Ihren Körper nach hinten (Abb. 25) und lasse nach drei Sekunden los, so daß Ihre Arme nach vorn fallen. Nachdem er Ihre Oberarme und Schultern dreimal hochgezogen hat (Abb. 26), streiche er mit den Handflächen an Ihrem Brustkorb abwärts. Schließlich streiche er dreimal mit der Handfläche leicht Ihre Wirbelsäule abwärts.

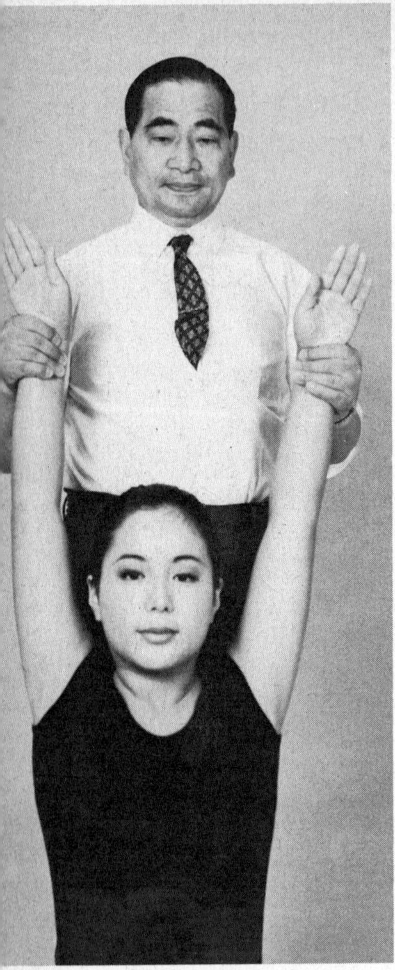

Abb. 25. Man hält die Handgelenke des Patienten und beugt seinen Körper zurück

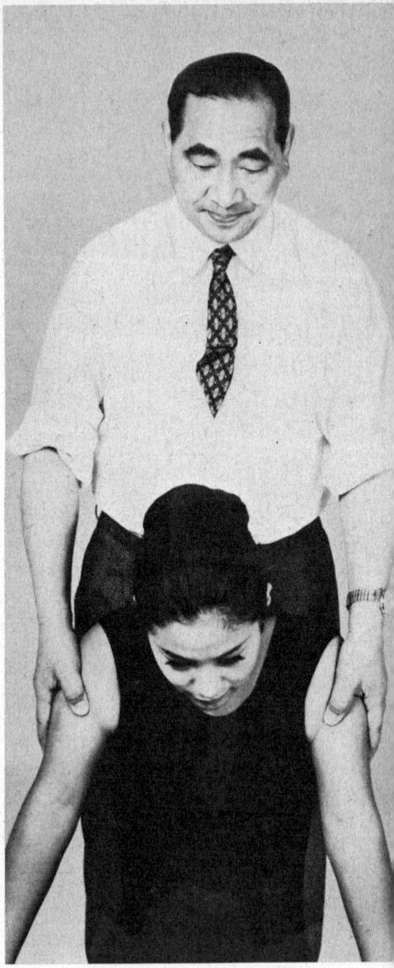

Abb. 26. Die Oberarme des Patienten werden gehoben

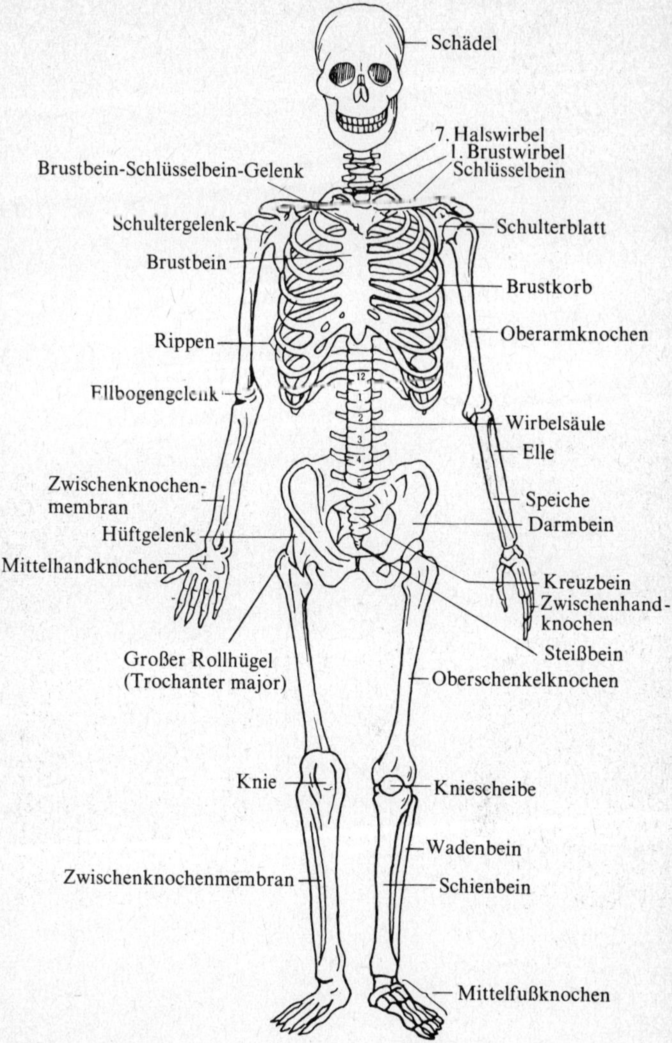

Abb. 27. Das Skelett

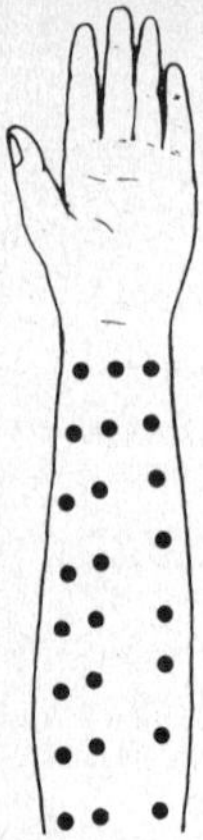

Abb. 28. Druckpunkte vom Ellbogengelenk zum Handgelenk

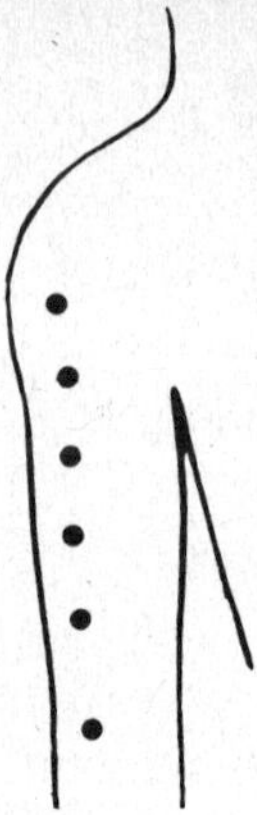

Abb. 29. Außenseite des Oberarms

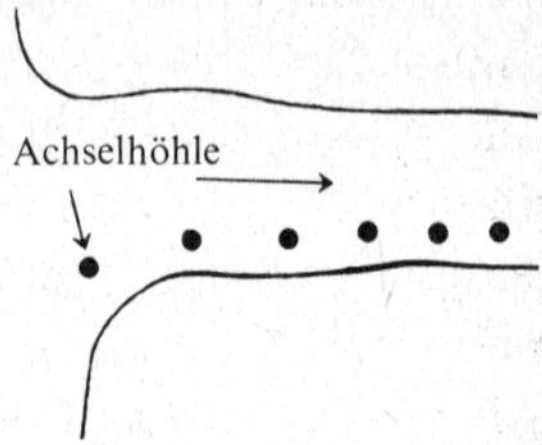

Abb. 30. Innenseite des Oberarms

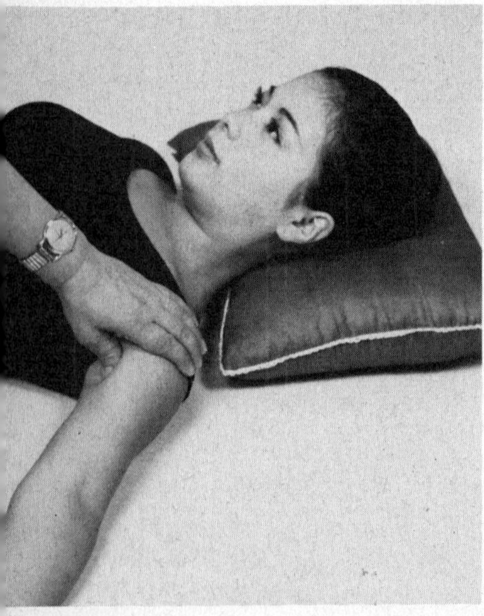

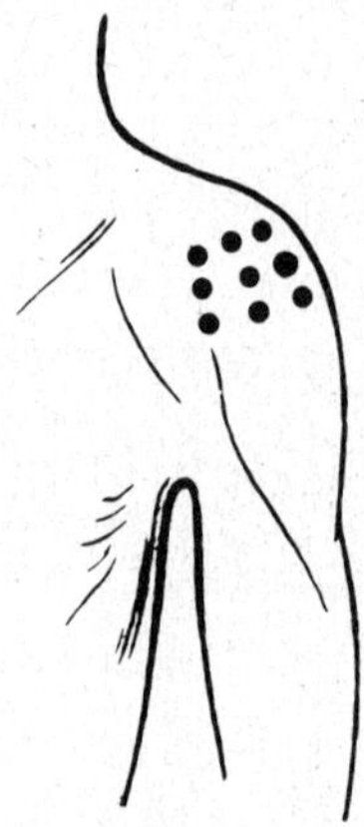

Abb. 31. Druckpunkte in der Gegend des Schultergelenks

Gegen Müdigkeit in den Armen

Ein eben ausgebrochenes Feuer läßt sich rasch löschen, während es Tage dauern mag, bis ein Brand, der schon längere Zeit wütet, unter Kontrolle gebracht werden kann. Dasselbe gilt für die Müdigkeit; sie ist leicht zu beheben, wenn sie frühzeitig entdeckt wird, erlaubt man ihr jedoch sich anzusammeln, so kann sie starke Schmerzen verursachen.

Schmerzen in Armen und Händen – Stenotypistinnen, um nur eine einzige Berufsart zu nennen, können ein Lied davon singen – werden rasch durch Shiatsu-Druck auf die in den Abbildungen 28–33 angegebenen Punkte behoben.

Alle Menschen, die durch ihren Beruf gezwungen sind, lange zu stehen oder viel zu gehen, sollten die Füße und das Gesäß mit Shiatsu-Druck behandeln (Abb. 7–12 und 23).

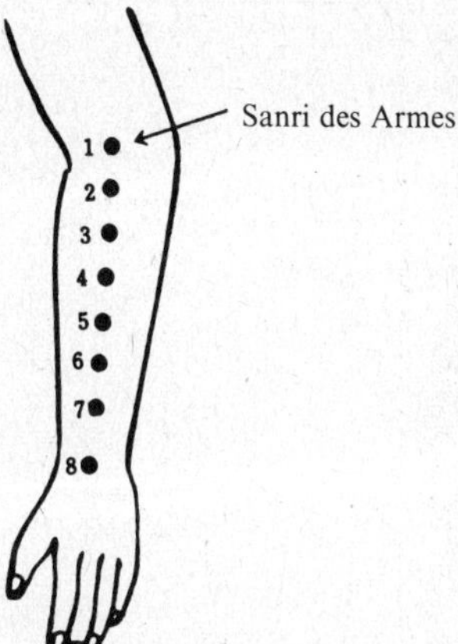

Abb. 32. Der Sanri-Punkt des Arms und die weiteren Druckpunkte am Unterarm

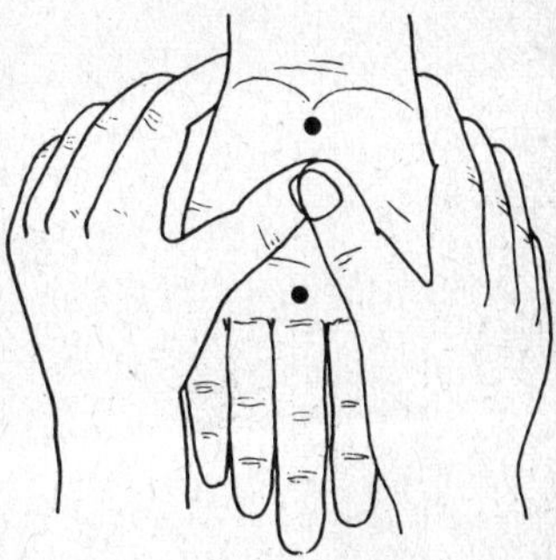

Abb. 33. Handfläche

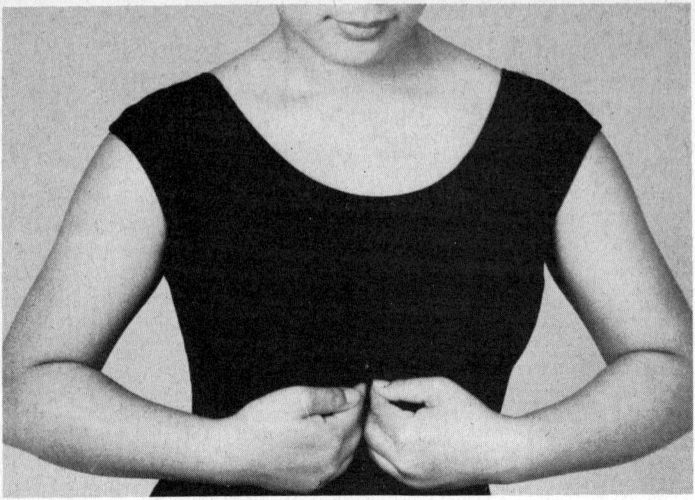

Abb. 34. Der Druck auf die Magengrube

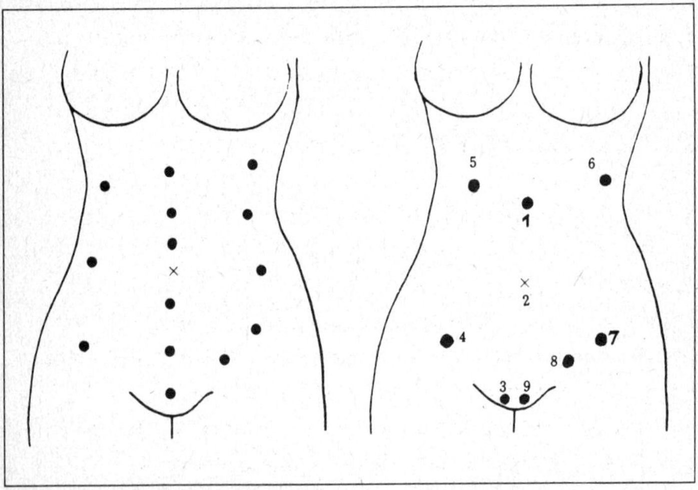

Abb. 35. Druckpunkte bezüglich
1=Magen, 2=Dünndarm, 3=Harnblase, 4=Blinddarm, 5=Leber, 6=Milz, 7=absteigender Dickdarm, 8 und 9=Mastdarm

Zur Kräftigung des Magens

Appetitlosigkeit ist oft ein Zeichen für ernste Störungen. Um den Appetit, der ein Zeichen guter Gesundheit ist, anzuregen, wende man Shiatsu-Druck auf die Bauchgegend an. Wenn man sich jeden Morgen vor dem Aufstehen drei Minuten Zeit für die folgenden Übungen nimmt, kann man Gasbildungen, die Unbehagen verursachen, beseitigen, sowie den Zufluß frischen Blutes in den Verdauungsapparat fördern und dadurch den Stoffwechsel verbessern. Eine solche Behandlung trägt auch dazu bei, der Bildung von Magengeschwüren vorzubeugen.

Wenn man sich selbst behandeln will, lege man sich ausgestreckt auf den Rücken und drücke Zeige-, Mittel- und Ringfinger beider Hände ungefähr drei Sekunden lang in die Magengrube. Man wiederhole das dreimal. Dann drücke man ein Stückchen weiter unten ebenfalls dreimal und schließlich wieder dreimal noch ein bißchen weiter unten. Dann kehre man an den Ausgangspunkt zurück und drücke dreimal auf je zwei Punkte rechts und je zwei Punkte links von der Mittellinie unterhalb vom Rippenbogen, das heißt zuerst über der Milz und dann über der Leber. Schließlich lege man die rechte Hand auf die Magengegend, bedecke sie mit der linken Hand und drücke in dieser Stellung ungefähr dreißig Sekunden lang (Abb. 34–35).

Wenn man einen Patienten mit empfindlichem Magen behandeln will, lasse man ihn Bauchlage einnehmen, knie oder sitze an seine linke Seite und lege beide Daumen, einen über den andern, auf die Muskelpartie zwischen dem untern Rand des linken Schulterblatts und der Wirbelsäule (Abb. 36). Wenn der Magen nicht in Ordnung ist, wird sich dieser Punkt hart anfühlen.

Zuerst dürfte der Patient Schmerz empfinden, der jedoch all-

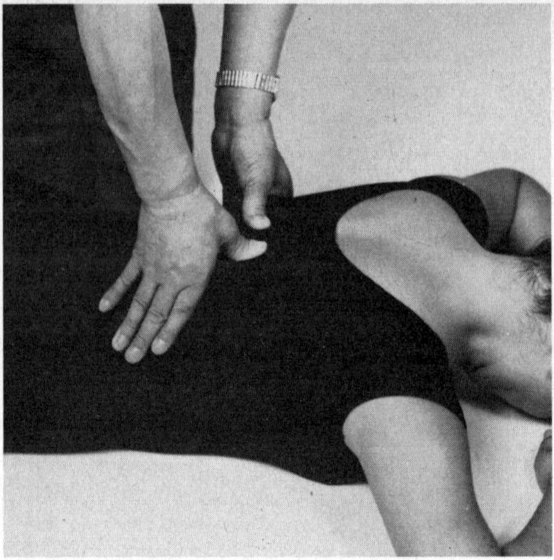

Abb. 36. Behandlung eines empfindlichen Magens

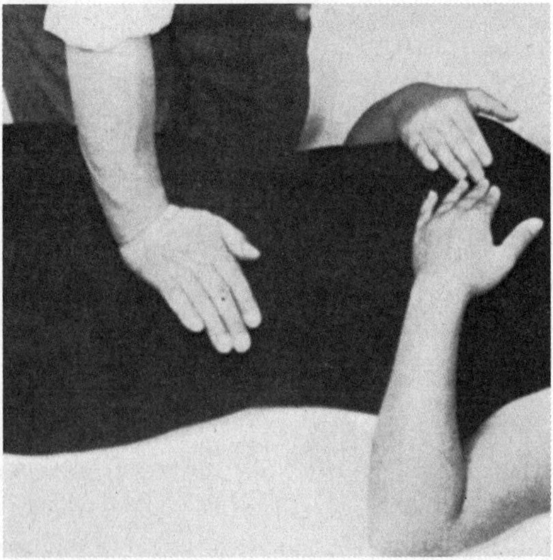

Abb. 37. Streichen über das Abdomen (Bauch)

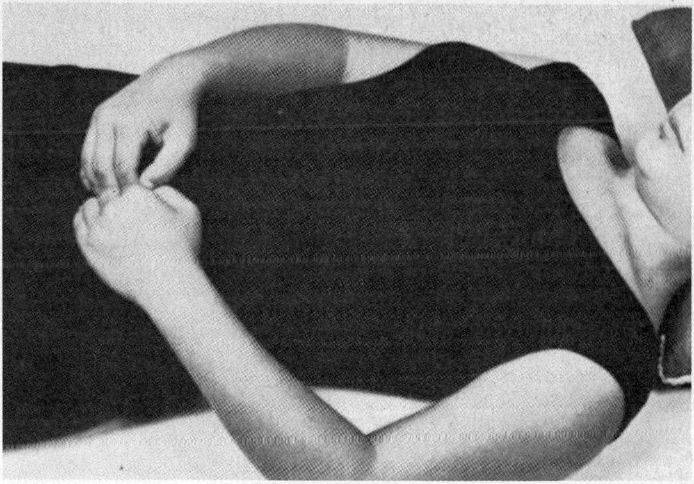

mählich vergehen wird. Nachdem man fünf- oder sechsmal auf diesen Punkt gedrückt hat, drücke man je drei Sekunden lang auf jeden der neun Punkte, die von der linken Seite des Brustkorbes gegen das Gesäß zu angeordnet sind. Die Punkte sollten ungefähr drei Zentimeter voneinander entfernt sein (siehe Abb. 6). Diese Behandlung wiederhole man dreimal und gehe dann auf die rechte Seite über.
Dann lasse man den Patienten sich auf den Rücken legen, setze oder knie sich an seine rechte Seite und streiche fünf Sekunden lang sanft mit der Handfläche rund um die Magengrube (Abb. 37). Man wiederhole dieses Streichen fünfmal. Abbildung 35 zeigt die Punkte, auf die der Druck auszuüben ist, in der richtigen Reihenfolge.
Jeder Druck auf das Abdomen muß mit größter Vorsicht ausgeübt werden, da sich in dieser Region wichtige Organe befinden. Verursacht der Druck dem Patienten Schmerzen, so wird sich bei näherer Untersuchung meist ergeben, daß die betreffende Stelle verhärtet ist. Durch sanften Druck lassen sich Verhärtungen zum Verschwinden bringen (Abb. 38).

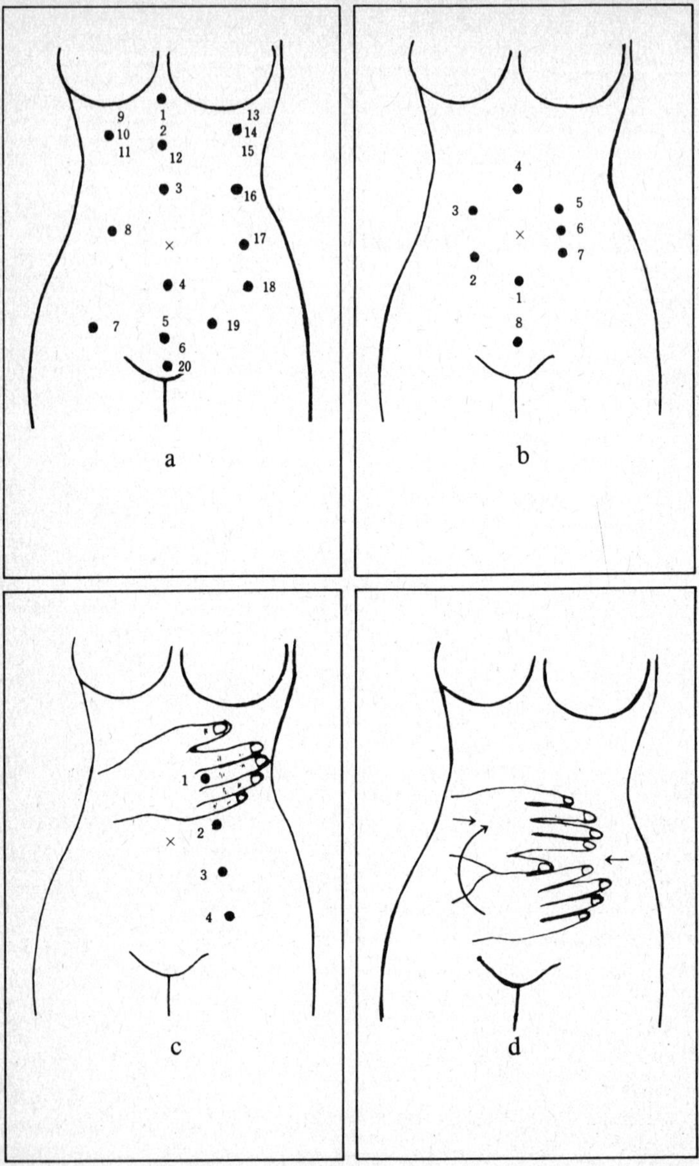
1 2 3 4 5 6 7 8 9 10 11 12 13 14 15 16 17 18 19 20
a
1 2 3 4 5 6 7 8
b
1 2 3 4
c
d

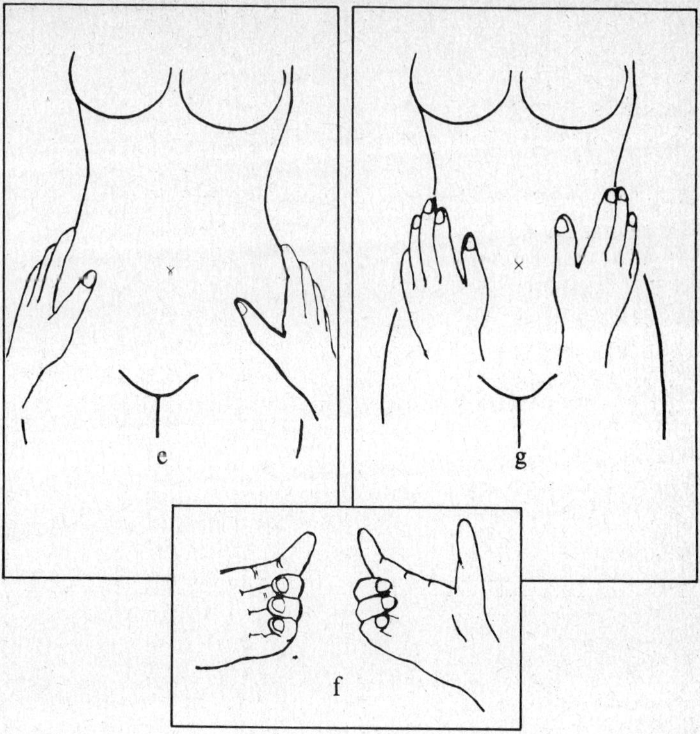

Abb. 38. Für eine vollständige Behandlung des Abdomens ist Druck auf die folgenden Punkte erforderlich:

a. Dreimaliger Einsatz der Finger auf jeden dieser 20 Punkte
b. Dreimaliger Einsatz der Finger auf jeden dieser 8 Punkte
c. Dreimaliger Einsatz der Handfläche auf jeden dieser 4 Punkte
d. Mit den Fingerspitzen beider Hände – Daumen auf dem Nabel – verschiebt und drückt man den Mastdarm
e. Zehnmaliger Druck auf das Becken
f. Zehnmaliger Einsatz der Finger beider Hände auf die Lendenwirbel (siehe auch Abb. 23). Die Bewegung soll so erfolgen, als würden die Wirbel hochgehoben
g. Man schiebt den Bauch dreimal nach oben, streicht zehnmal darüber und erzeugt eine Vibration in der Magengegend

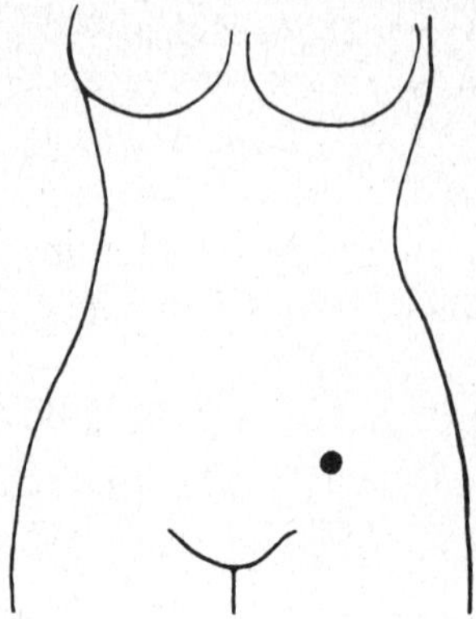

Abb. 39. Mastdarm

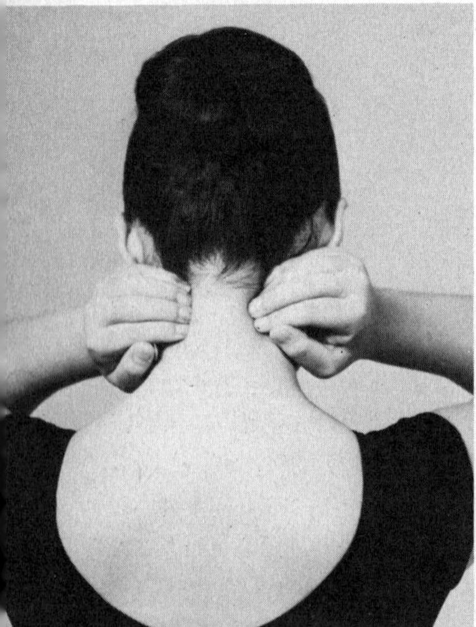

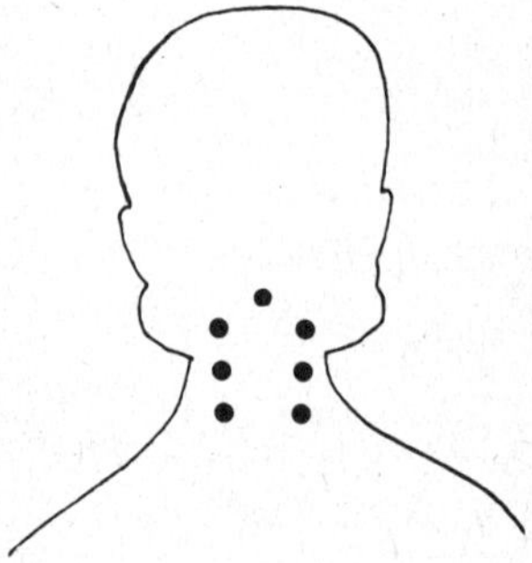

Abb. 40. Druckpunkte zur
Behebung der Schlaflosigkeit

Gegen Darmträgheit

Die Ausscheidung gehört zu jenen drei wichtigen körperlichen Vorgängen (Verdauung, Assimilierung und Ausscheidung), die für die Gesundheit von wesentlicher Bedeutung sind. Chronische Verstopfung läßt sich beheben, wenn man es sich zur Gewohnheit macht, jeden Morgen vor dem Aufstehen die im folgenden beschriebene Selbstbehandlung vorzunehmen:
Der Stuhl neigt dazu, sich im Mastdarm festzusetzen (schräg links vom Nabel; Abb. 39). Wer an chronischer Verstopfung leidet, wird dort eine Verhärtung spüren. Mittels der im ersten Kapitel beschriebenen Dreifingermethode führt man an dieser Stelle ungefähr drei Minuten lang mit beiden Händen unter Druck eine reibende Bewegung aus. Danach wird es wahrscheinlich im Darm zu gurgeln beginnen, und man wird Stuhldrang verspüren. Man trinke ein Glas leicht gesalzenes Wasser und begebe sich auf die Toilette. Wenn man sich diese Behandlung zur täglichen Gewohnheit macht, wird die Verstopfung höchstwahrscheinlich bald behoben sein.

Für guten Schlaf

Ein Sprichwort sagt, daß ein Baby, das gut schläft, auch gut gedeiht. Und ohne Zweifel ist ein guter Schläfer in der Regel ein gesunder Mensch, weil der Schlaf die im Lauf des Tages angesammelte Müdigkeit vertreibt. Wieviel Schlaf jemand braucht, ist individuell verschieden und hängt vom Grad der Ermüdung ab. Gewöhnlich genügen sechs bis acht Stunden. Napoleon (mag es nun wahr oder falsch sein, daß er sich mit drei Stunden Schlaf pro Tag begnügte) hat zum Problem der Schlaflosigkeit zwei interessante Einzelheiten beigetragen. Er pflegte zu sagen, daß er nach dem Zubettgehen alle Schubladen in seinem Gehirn schließe und daher sofort einschlafe. Ein wirklich tiefer Schlaf von kurzer Dauer, in dem man alle Gedanken ausschaltet, ist natürlich für den Körper viel wertvoller, als wenn man sich zehn Stunden halb wach und unruhig herumwälzt. Der zweite gute Rat Napoleons lautet: Man stehe auf, sobald man erwacht ist. Nach einem guten Schlaf stundenlang im Bett liegen zu bleiben, ist für den Körper eher nachteilig als gut.

Neben solchen Ratschlägen bedarf der an Schlaflosigkeit Leidende jedoch manchmal einer körperlichen Behandlung, durch die jene Entspannung herbeigeführt wird, die zu einem guten Schlaf verhilft. Das kann durch folgende Maßnahmen erreicht werden:

Mittels der im ersten Kapitel beschriebenen Dreifingermethode übe man einen Druck in der Dauer von je drei Sekunden auf drei Punkte der Muskeln zu beiden Seiten der Halswirbel vom Ansatz des Hinterkopfes bis zum obern Rand des Schulterblatts aus. Man wiederhole das dreimal (Abb. 40).

Dann strecke man die Beine aus und bewege die Zehen erst abwärts, dann aufwärts, und zwar beides so weit als möglich, um den Zustrom des Blutes in die Beine anzuregen; und schließlich drücke man mit den Fingerkuppen auf die in Abbildung 38 a dargestellten zwanzig Punkte des Rumpfes.

Zur Stärkung der inneren Organe durch Behandlung der Finger

Die Finger stehen in enger Verbindung besonders mit dem Gehirn.
Bei Herzleiden sind die kleinen Finger oft so schwach, daß sie nicht gestreckt werden können. Umgekehrt wirkt eine Kräftigung der kleinen Finger so auch stärkend auf das Herz.
Shiatsu-Behandlung des Ringfingers trägt zur Milderung von Leberleiden bei; hoher Blutdruck und Darmstörungen reagieren günstig auf eine kräftigende Behandlung des Mittelfingers. Ferner scheint zwischen einer Schwäche des Zeigefingers und Magenleiden ein Zusammenhang zu bestehen. Menschen mit kräftigen Daumen zeichnen sich oft durch einen starken Willen aus, weil dieser Finger Einfluß auf das Gehirn besitzt.*
Durch tägliche Shiatsu-Behandlung der Finger und durch die Ausführung von Übungen, welche die Finger kräftigen, wird die allgemeine Gesundheit gefördert.
Man nehme den linken Daumen zwischen Daumen und Zeigefinger der rechten Hand und übe, während man gleichzeitig eine ziehende Bewegung macht, auf die drei Stellen von der Daumenwurzel zur Spitze (einschließlich der Daumenkuppe) einen Druck aus, zuerst auf Vorder- und Rückseite, dann auf beide Seiten des Daumens. Bei den andern Fingern ist der Vorgang derselbe, nur wird der Druck, da die Finger länger sind, auf vier Punkte ausgeübt. Danach wird die Handfläche an den angegebenen drei Punkten behandelt. Das Gleiche wiederholt man für die Finger der rechten Hand (Abb. 41).

* Diese Behauptungen über anatomisch-funktionelle Wechselbeziehungen stellen eine reine Arbeitshypothese des Verfassers dar und dürfen nicht allzu wörtlich aufgefaßt werden. (Anm. des Übersetzers)

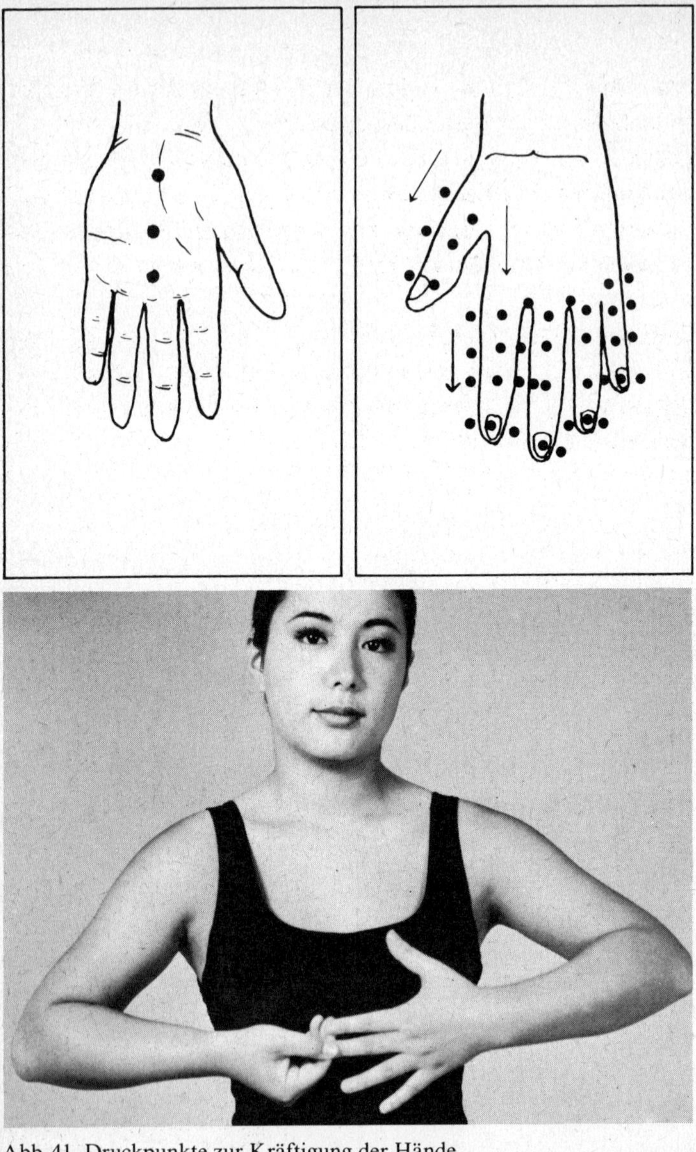

Abb. 41. Druckpunkte zur Kräftigung der Hände

Für gute Laune

Am Morgen vor dem Aufstehen drücke man mit drei Fingern beider Hände auf die Lebergegend, und zwar zehnmal in insgesamt drei Minuten (Abb. 42). Sollte man zu Beginn dieser Behandlung Schmerzen empfinden, so deutet das auf eine Leberstörung hin, die sich bei fortgesetzter Behandlung geben dürfte. Diese Maßnahme dient auch zur Verhinderung von Kater.

Ein lautes, herzhaftes Lachen einmal am Tag regt die Tätigkeit des Zwerchfells an und dadurch sowohl das Verdauungssystem wie den Atmungsapparat. Eine solche Anregung wird Sie dauernd bei guter Laune erhalten.

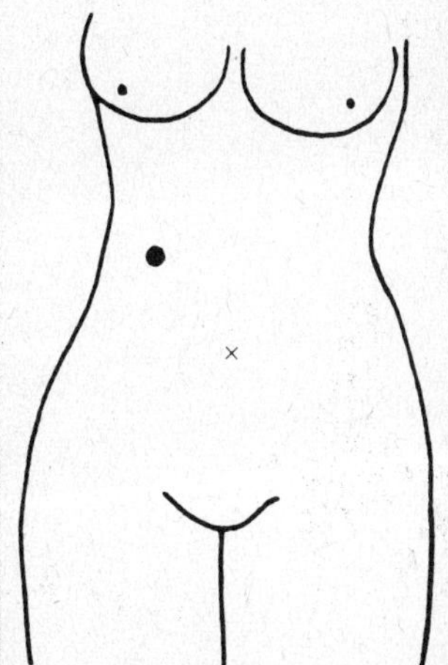

Abb. 42. Die Leber

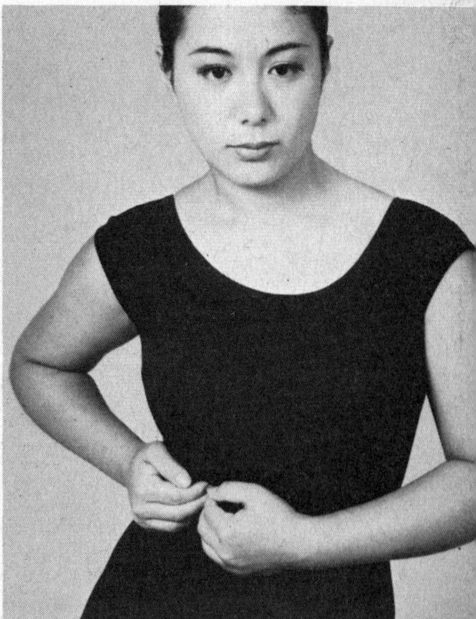

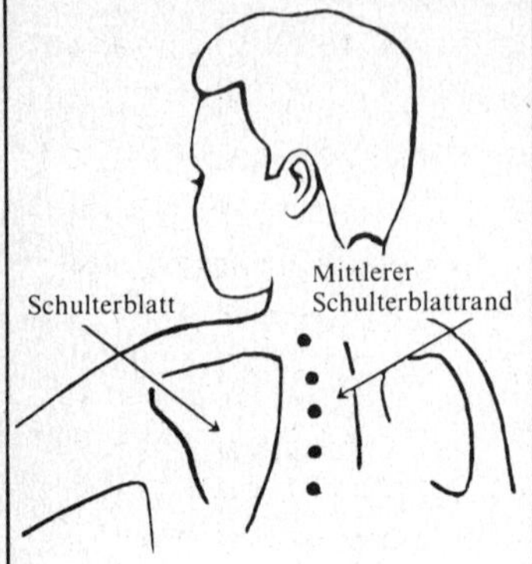

Abb. 43. Hals seitlich

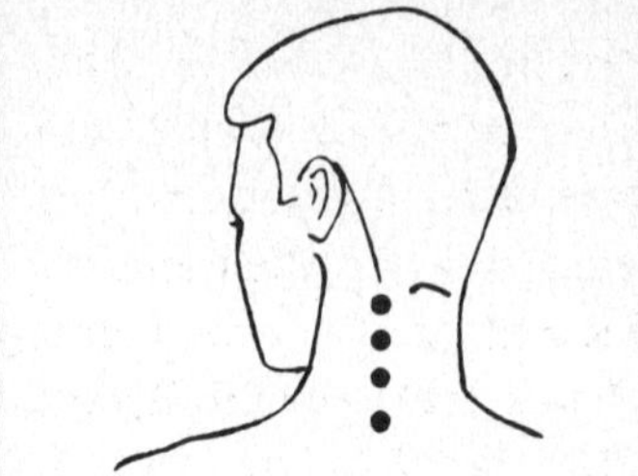
Abb. 44. Rückseite des Halses

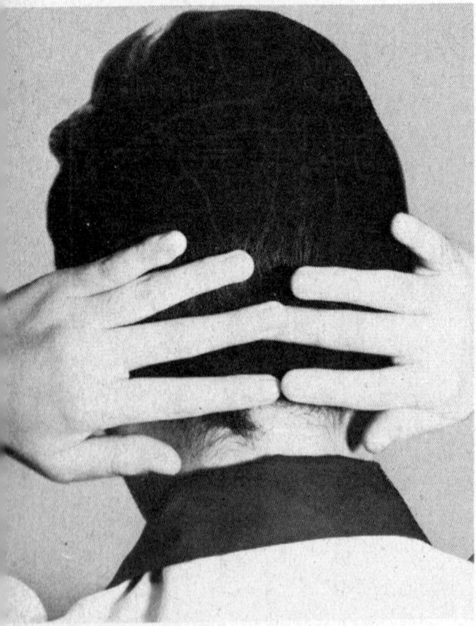
Abb. 45. Ansatz des Hinterkopfes

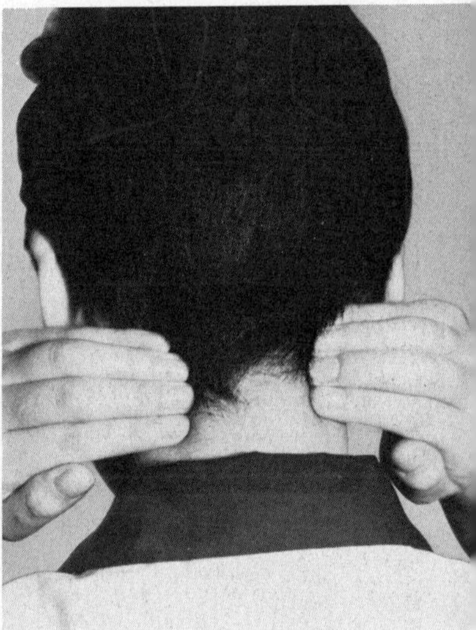
Abb. 46. Rückseite des Halses

Zur Hebung der Energie

Shiatsu-Druck auf das Schulterblatt und auf die Punkte des mittleren Schulterblattrandes (Abb. 43) erzeugt die Gemütsverfassung, die nötig ist, um beim Sport, im geschäftlichen Leben und bei allen andern Unternehmungen, die notwendige Energie zu entwickeln. Diesen Druck auf die Brustwirbel übe man sowohl rechtsseitig wie linksseitig in mittlerer Stärke aus. Dazu bedarf es natürlich eines Partners.
Auch Druck auf den Nacken fördert die Energie. Man lege vier Finger auf den Hinterkopf und drücke mit den Kuppen beider Daumen, unter den Ohren beginnend, je dreimal auf die vier untereinander liegenden Punkte (Abb. 44).

Gegen hohen Blutdruck

Um der Entwicklung von Hochdruck und Arteriosklerose entgegenzuwirken (beides ist wichtig, um die Gefahr einer Blutung durch ein berstendes Blutgefäß im Gehirn zu vermindern), muß sich die Shiatsu-Behandlung auf alle Teile des Körpers erstrecken.
Eine solche Allgemeinbehandlung erhält alle Muskeln und somit auch die Blutgefäße geschmeidig. Die folgenden speziellen Übungen sollen nur dazu dienen, diese Allgemeinbehandlung im Hinblick auf zu hohen Blutdruck zu ergänzen.
Man drücke mit den Mittelfingern beider Hände auf den Ansatz des Hinterkopfes und zähle bis zehn (Abb. 45). Man wiederhole die Übung dreimal. Dann drücke man mit drei Fingern jeder Hand auf den Ansatz des Hinterkopfes und auf drei darüberliegende Punkte. Man wiederhole das dreimal, indem man jedesmal erst sanft anfängt und den Druck allmählich steigert. Man drücke je dreimal zu beiden Seiten der

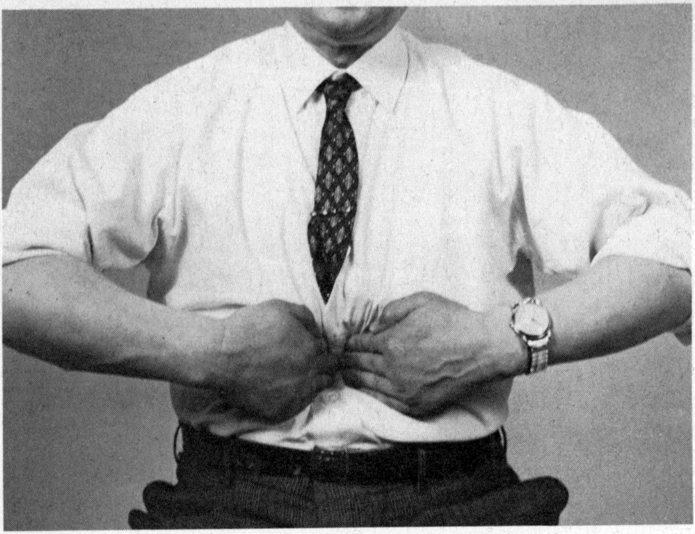

Abb. 47. Die Magengrube

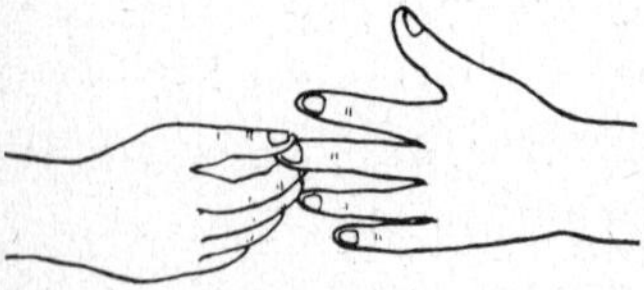

Abb. 48. Drücken und Ziehen des Mittelfingers

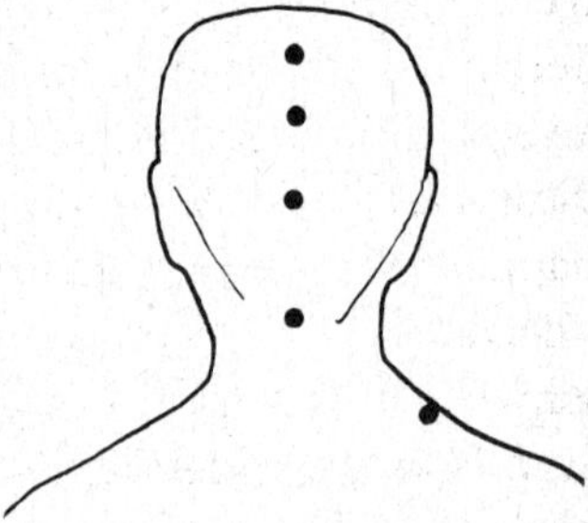

Abb. 49. Druckpunkte zur Hebung des Blutdrucks

Rückseite des Halses mit drei Fingern auf drei Punkte in absteigender Richtung (Abb. 46). Darauf übe man mit drei Fingern jeder Hand einen Druck auf die Magengrube aus, zähle bis zehn und ziehe zurück (Abb. 47). Das wiederhole man zehnmal. Schließlich drücke man mit Daumen und Zeigefinger der rechten Hand den linken Mittelfinger kräftig zusammen und führe gleichzeitig eine ziehende Bewegung aus (Abb. 48). Dann das gleiche mit dem rechten Mittelfinger.

Gegen zu niedrigen Blutdruck

Niedriger Blutdruck ist an sich kein Anlaß zu Besorgnis, da er sogar oft zu einem längeren Leben beiträgt. Extrem niedriger Blutdruck ist jedoch ein Zeichen von Herzschwäche und kann zu Blutleere im Gehirn führen. Wenn Symptome auftreten wie außerordentliche Müdigkeit, Schwindel, Benommenheit, leichte Ermüdbarkeit der Augen, Schlaflosigkeit, häufige Kopfschmerzen, Konzentrationsschwäche, Atemnot, Herzklopfen, Beklemmung in der Brust oder in der Magengegend, sollte man sofort den Blutdruck messen lassen.
Diese vagen Symptome, die oft als Neurose oder Blutarmut diagnostiziert werden, sowie die sogenannten Schwindelanfälle, die eintreten, wenn man sich plötzlich bückt oder etwas Schweres hebt, deuten auf eine Funktionsstörung des vegetativen Nervensystems hin, das unter anderem den Blutdruck regelt. Um diese Störungen zu beheben, übe man Shiatsu-Druck auf den Hinterkopf bis zum Halsansatz und auf die Schultern (Abb. 49) sowie auf die Stelle zwischen den Schulterblättern aus (siehe dazu Abb. 43).

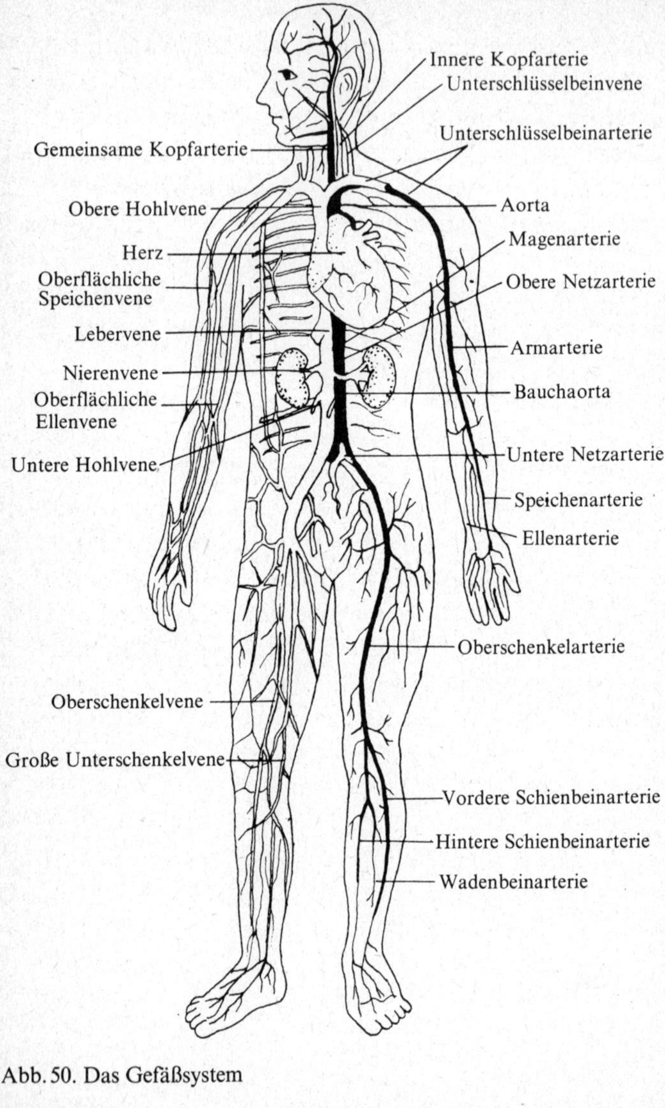

Abb. 50. Das Gefäßsystem

Zur Stärkung des Herzens

Die Hetzjagd des modernen Lebens ist oft die Ursache von Herzklopfen, Atemnot, undeutlichen Schmerzen in der Herzgegend, die wie Symptome einer Herzerkrankung wirken, obwohl der Patient gar kein organisches Leiden wie Herzklappenfehler oder Herzmuskelinsuffizienz aufweist. Diese neurotischen Symptome, beruhend auf einer Unausgeglichenheit der vasomotorischen Funktionen (die sich im Hypothalamus, im Zwischenhirn und im Mittelhirn abspielen), stören den Kreislauf, ziehen das Herz in Mitleidenschaft und führen zu Atemnot, Fieber und Schweißausbrüchen.
Der beste Ausweg aus dieser Stress-Situation besteht darin, geistige und körperliche Überanstrengung, spätes Zubettgehen, erregende Nahrungsmittel und Getränke sowie Tabakgenuß zu vermeiden und ein geregeltes Leben zu führen. Sind die Symptome jedoch bereits in Erscheinung getreten, so können sie durch Shiatsu-Druck auf Kopf, Arme, Ansatz des Hinterkopfes, Schulterblätter (besonders das linke), auf die Gegend von der Brust bis zu den Achselhöhlen und auf die Magengrube behoben werden. Mit den Handflächen übe man einen intensiven, aber sanften Druck aus (Abb. 51 a–f).

Abb. 51. Druckpunkte zur Stärkung des Herzens

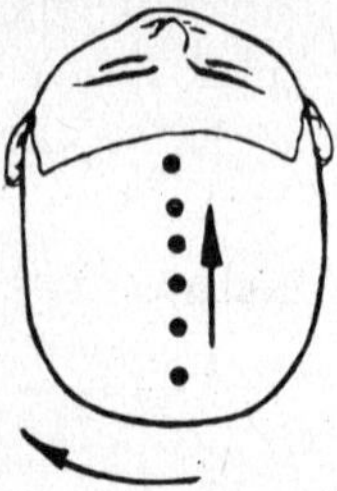

a. Mittellinie der Schädeldecke

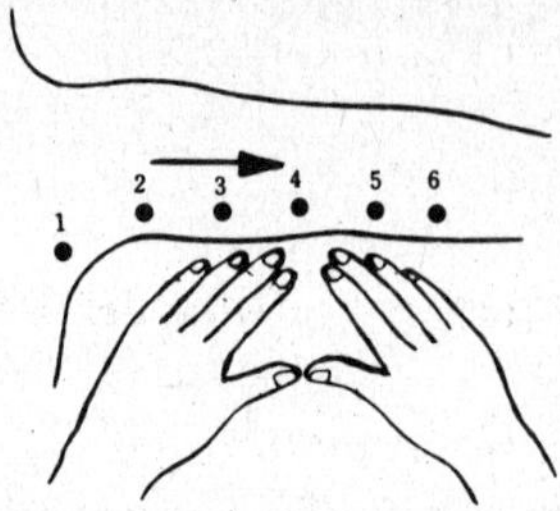

b. Unterseite des Oberarms

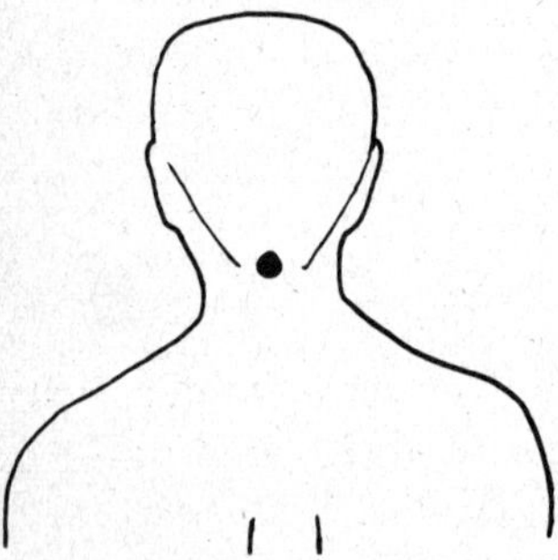

c. Ansatz des Hinterkopfes

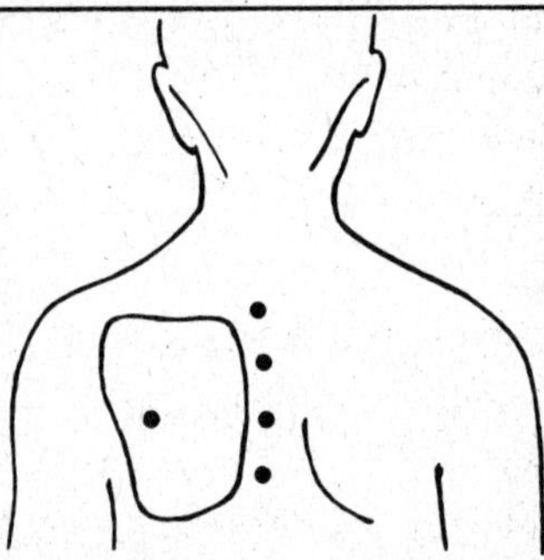

d. Schulterblatt und Stelle daneben

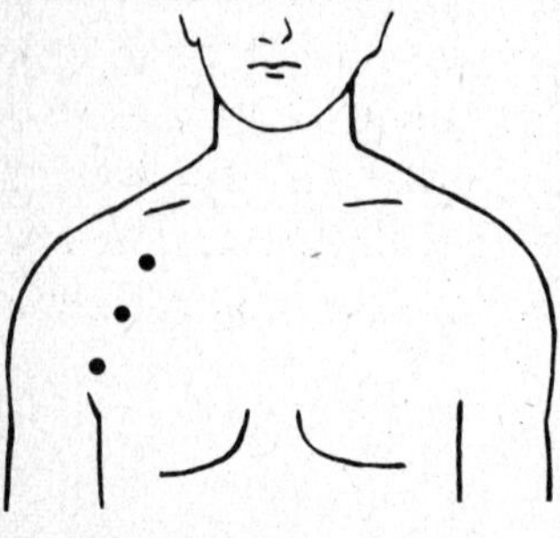

e. Stelle zwischen Brust und Achselhöhle

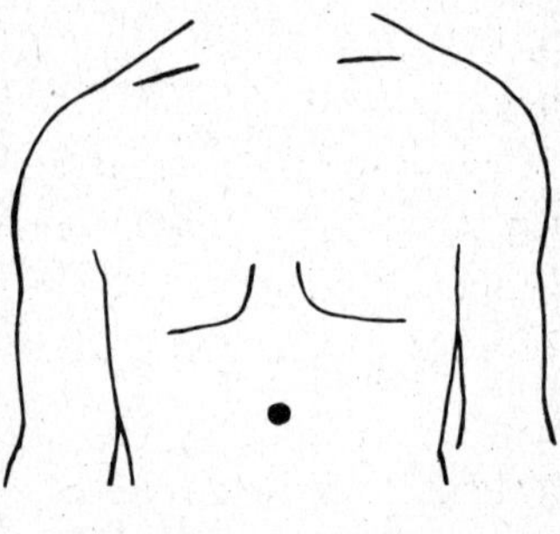

f. Magengrube

III Shiatsu und Sexualität

Steigerung der sexuellen Fähigkeit des Mannes

Shiatsu am Kreuzbein

Um den Verlust der sexuellen Kräfte zu verhindern, wende man Shiatsu-Druck in der Kreuzgegend an. Indem man zehnmal je drei Sekunden Druck auf die Dornfortsätze der Kreuzwirbel ausübt, die zwischen der Taille und dem Steißbein liegen, kann man die entsprechenden Nerven stärken (Abb. 52).

Shiatsu über der Magengrube

Druck auf die Magengrube mit drei Fingern (zehnmal während je fünf Sekunden) belebt die Lendengegend und trägt zur Hebung der Potenz bei (Abb. 53).

Shiatsu über der Leber

Leberleiden, die bei Schreibtischarbeitern häufig vorkommen, vermindern die Potenz. Sie können durch häufigen Druck auf die Stelle unter dem rechten Rippenbogen behoben werden (Abb. 54). Übrigens ist Ärger, einem chinesischen Sprichwort zufolge, schlecht für die Leber und vermindert infolgedessen den sexuellen Genuß.

Behebung von Verstopfung

Verstopfung verhindert den Aufbau von Energie und schwächt daher alle Lebenskräfte, einschließlich der Potenz.

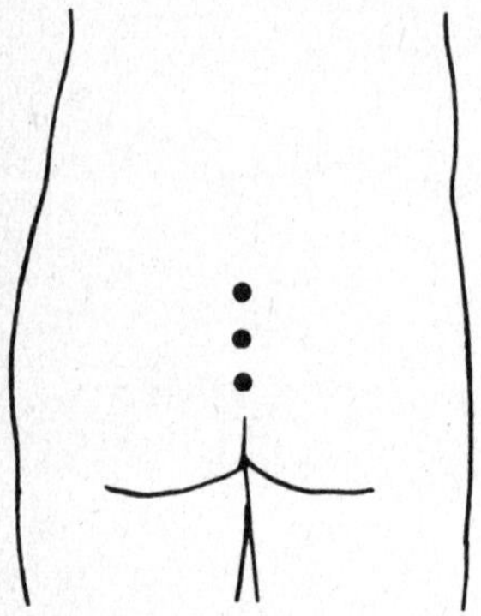

Abb. 52. Drei Druckpunkte am Kreuzbein

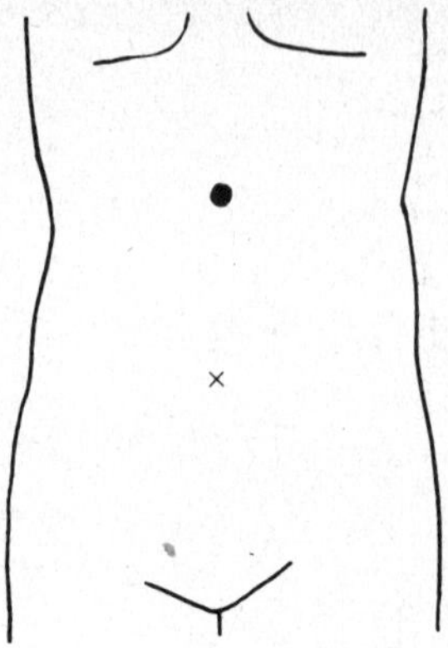

Abb. 53. Druckpunkt über der Magengrube

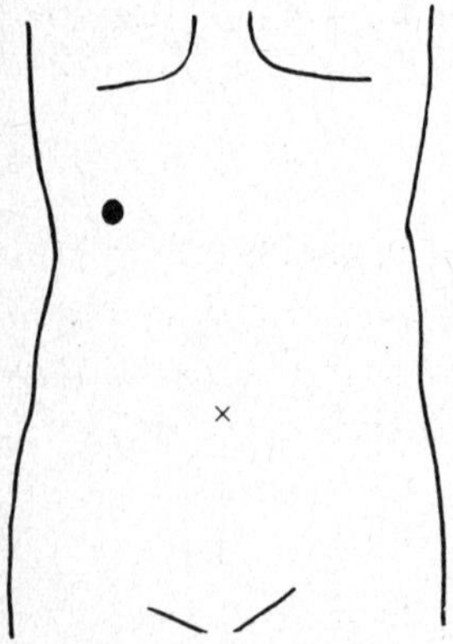

Abb. 54. Druckpunkt über der Leber

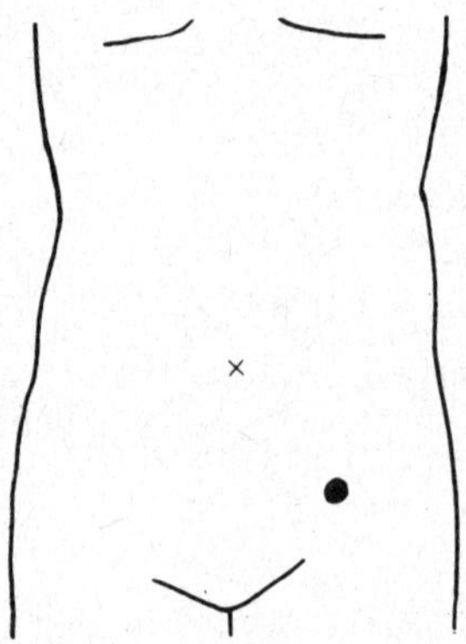

Abb. 55. Druckpunkt über dem Mastdarm

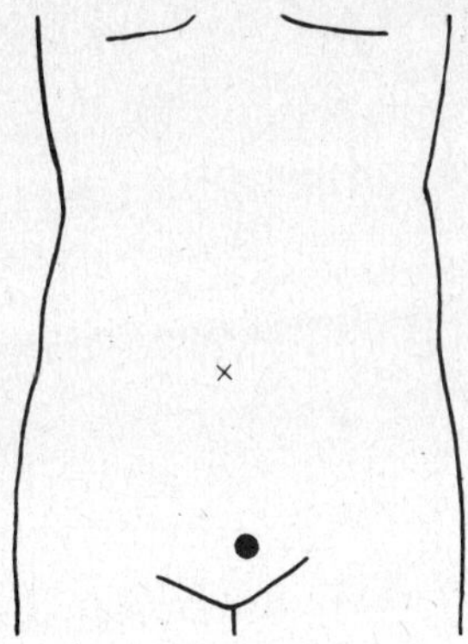

Abb. 56. Die Gegend zwischen Schambein und Prostata

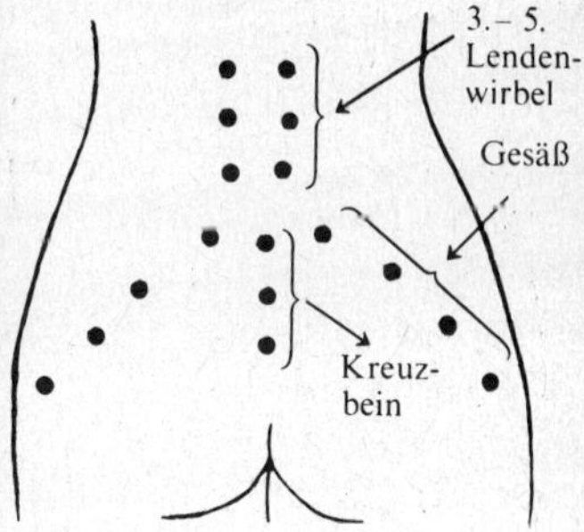

Abb. 57. Lendenwirbel, Kreuzbein und Gesäß

Um Verstopfung zu beheben, knete man die Gegend schräg links vom Nabel über dem Mastdarm (Abb. 55).

Shiatsu über der Harnblase
Druck auf die Gegend zwischen dem Nabel und dem Magen regt die Tätigkeit der Harnblase an und erhöht daher die sexuelle Reaktion. Reiben der Gegend zwischen Schambein und Prostata am Ansatz der Schamhaare stimuliert die Hoden (Abb. 56).

Shiatsu in der Region des Afters und des Perineums
Fester Druck zuerst rund um den After und dann auf das Perineum – zwischen dem After und den Genitalien – erhöht die Potenz.

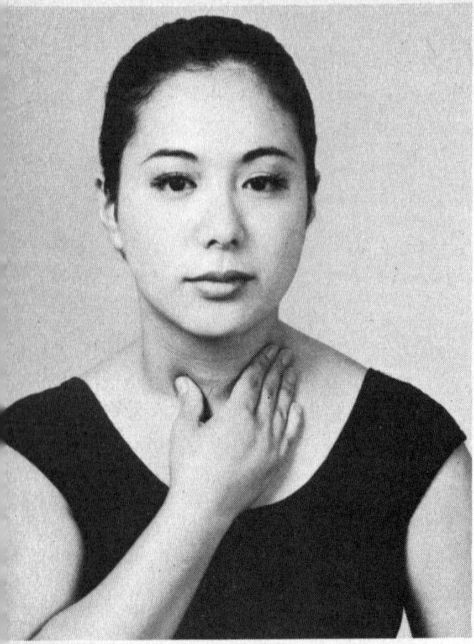

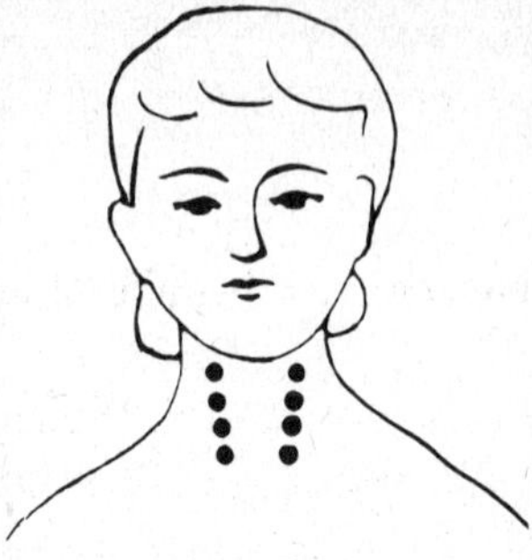

Abb. 58. Die Schilddrüse an der Vorderseite des Halses, oberhalb des Schlüsselbeins

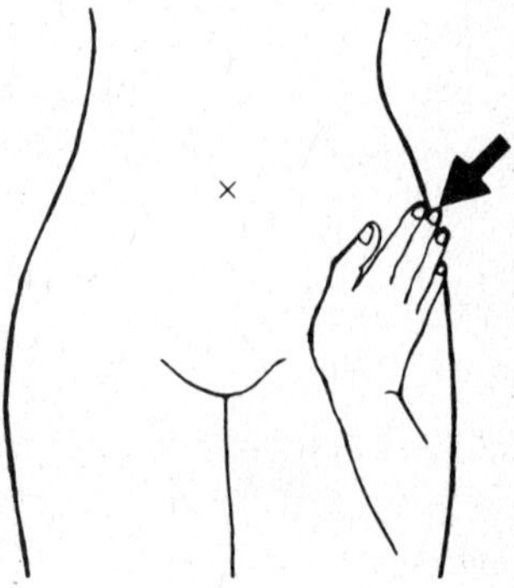

Abb. 59. Leistengegend und Innenseite der Oberschenkel

Shiatsu an den Hoden

Festes Drücken der Hoden – einmal für jedes Lebensjahr sagt ein japanisches Sprichwort – erweist sich als besonders kräftigend, wenn man älter wird.

Maßnahmen bei Frigidität der Frau

In Ergänzung zu den Stellen, die in den zahlreichen auf dem Markt befindlichen Sexbüchern erwähnt sind, können eine Anzahl weiterer Punkte des weiblichen Körpers mit Shiatsu-Druck behandelt werden, um die sexuelle Reaktion anzuregen.

1. Die Frau nehme Bauchlage ein.
2. In Richtung nach abwärts drücke man mit dem ganzen Gewicht beidseitig auf den 3., 4. und 5. Lendenwirbel (Abb. 57).
3. Dann übe man sanften Druck auf die Punkte auf dem Gesäß aus (Abb. 57).
4. Man schließe mit einer gründlichen Shiatsu-Behandlung der Vorderseite des Halses über der Schilddrüse – aber vorsichtig! – (Abb. 58), der Brüste und der Innenseite der Schenkel (Abb. 59).

Ein befriedigendes Sexualleben äußert sich in einer harmonischen Lebensführung, und Shiatsu von Mann und Frau praktiziert – und zwar nicht nur im Schlafzimmer, sondern wann immer sich Gelegenheit ergibt –, kann eine große Rolle dabei spielen, das eheliche Geschlechtsleben aktiv zu erhalten.

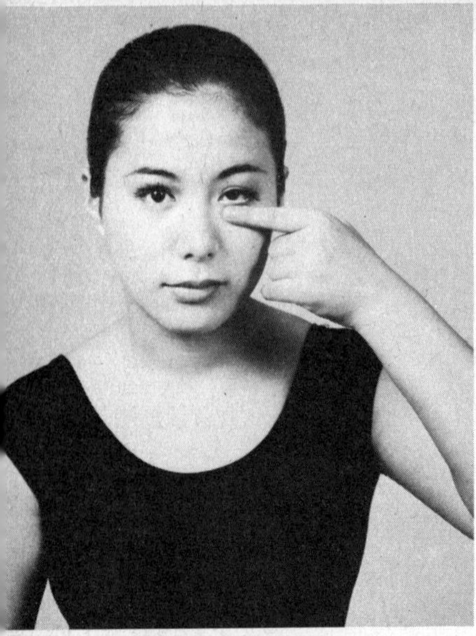

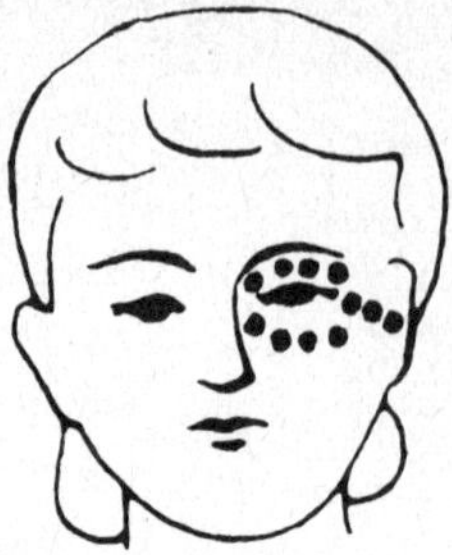

Abb. 60. Zur Verschönerung und gegen Übermüdung der Augen
a. Druck an den Augenhöhlen und Lidern

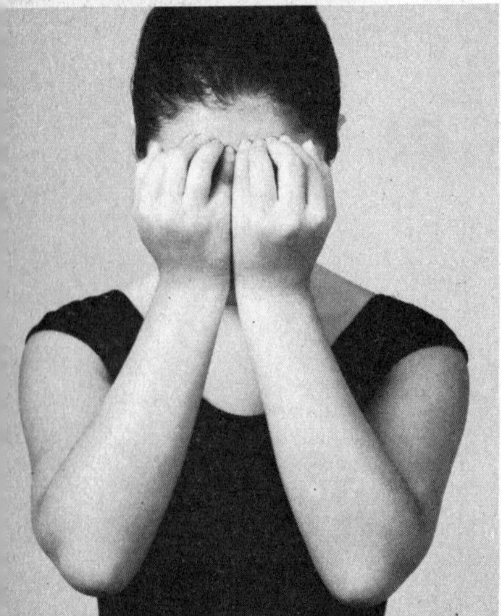

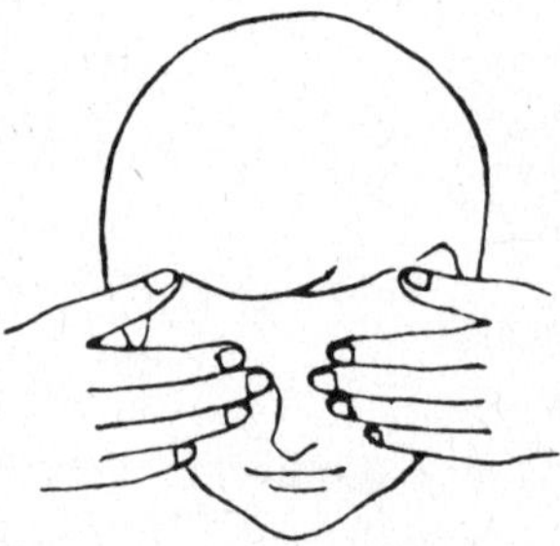

Abb. 60.
b. Druck zu den Schläfen hin

Erhaltung der Attraktivität der Frau

Für die Jugendlichkeit von Haut, Gesicht, Figur und Haar

Druck auf die innersekretorischen (endokrinen) Drüsen erhält die Haut schön und das Gesicht und die Gestalt reizvoll, weil durch diesen Druck die Hormon-Produktion angeregt wird. Vor über viertausend Jahren sind die Damen eines indischen Harems, obwohl sie von medizinischer Wissenschaft keine Ahnung hatten, instinktiv darauf gekommen, daß sie sich durch Druck auf die Schilddrüse ihren Liebreiz und die Neigung ihres Herrn und Gebieters erhalten konnten.

Um dasselbe zu erreichen, ist nichts anderes nötig, als den Kopf leicht nach vorn zu neigen und mit der Kuppe des linken Daumens auf die vier linken Halspunkte gemäß Abb. 58 vorsichtig zu drücken. Man übe den Druck fünfmal je 2 Sekunden lang aus. Dann führe man das gleiche mit dem rechten Daumen auf der rechten Seite aus. Beide Serien, rechts und links, wiederhole man dreimal. Wenn man sich dieser Behandlung, die sich sehr gut im Bad durchführen läßt, häufig unterzieht, kann man sogar das Ergrauen der Haare verhindern.

Zur Verschönerung der Augen

Um die Augen strahlend, klar und attraktiv zu erhalten und um Augenschmerzen, Kopfschmerzen, Schwere oder Druck im Kopf, wie sie beim Schreiben, Lesen oder Fernsehen auftreten, zu beseitigen, führe man folgende Shiatsu-Behandlung durch:

1. Man drücke mit vier Fingern dreimal mit einer nach aufwärts gerichteten Bewegung unter den Augenbrauen, entlang dem obern Rand der Augenhöhle. Man vermeide es, mit den Fingernägeln an die Haut zu kommen (Abb. 60 a).

Abb. 61. Druckzonen zur Vergrößerung der Brüste

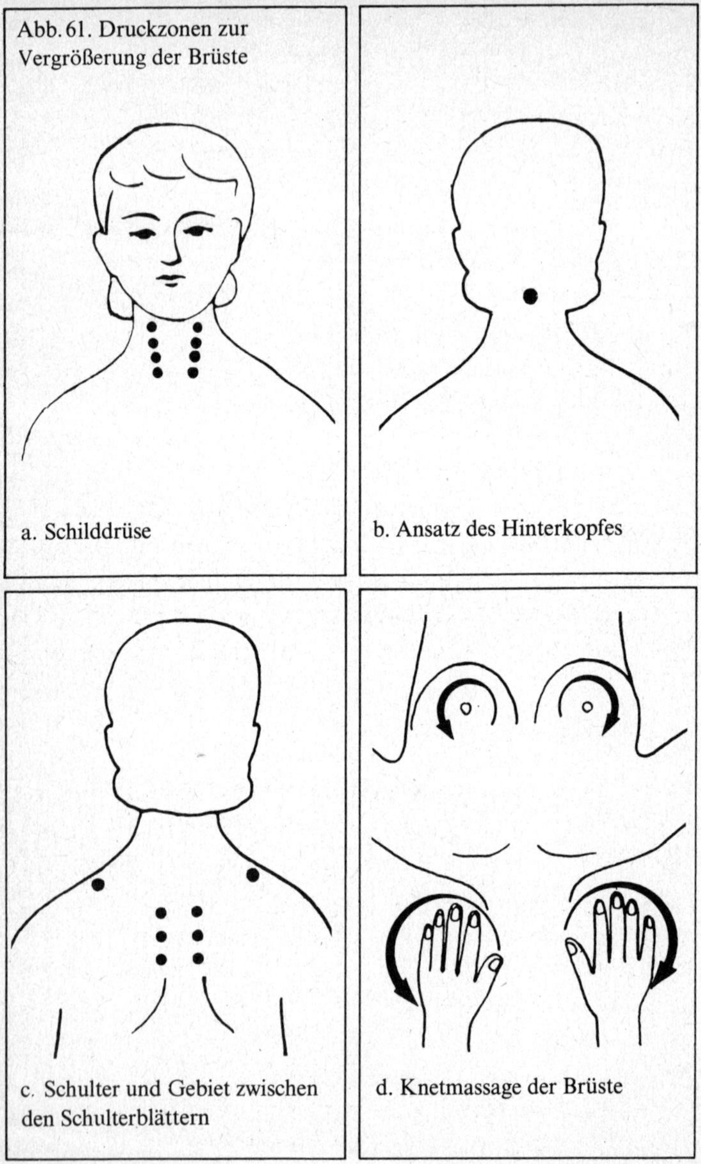

a. Schilddrüse

b. Ansatz des Hinterkopfes

c. Schulter und Gebiet zwischen den Schulterblättern

d. Knetmassage der Brüste

2. Man drücke dreimal in Richtung nach abwärts entlang dem unteren Rand der Augenhöhle (Abb. 60 a).
3. Man drücke mit dem Zeigefinger zehn Sekunden lang auf die Augenlider (Abb. 60 a). Eine gründliche Shiatsu-Behandlung des Gesichts beendet die Serie.

Wenn es die Zeit erlaubt, kann man auch mit drei Fingern Druck am innern Augenwinkel (Abb. 60 b), vom äußern Augenwinkel zur Schläfe (Trigeminusnerv) und auf die Schläfe selbst ausüben (Abb. 60 a). Sollten die Zustände damit noch nicht behoben sein, dann übe man Druck auf die Gegend zwischen dem obern Winkel und dem mittleren Rand der Schulterblätter aus (Abb. 61 c).

Zur Vergrößerung der Brüste

Die beste Methode, um diese Wirkung zu erzielen, besteht in Druck auf die Schilddrüse, auf den Ansatz des Hinterkopfes, auf die ganze Schulterpartie und schließlich auf die Brüste selbst, die durch eine Knetmassage mit den Handflächen nicht nur vergrößert werden, sondern auch ihre gute Form behalten (Abb. 61 a–d).

Gegen klimakterische Störungen

Das Klimakterium ist ebenso wie die morgendliche Übelkeit während der Schwangerschaft eine natürliche Erscheinung und als solche unvermeidlich. Aber der Verlauf der Wechseljahre hängt von der körperlichen Konstitution, von der Zahl der Entbindungen und von den Ernährungsgewohnheiten ab. Das Klimakterium beginnt gewöhnlich mit Unregelmäßigkeiten der Menstruation, die wenige Monate, aber auch Jahre dauern können. Sobald die Eierstöcke schrumpfen, werden sowohl die Entwicklung des Eies wie auch der Eisprung unregelmäßig und hören schließlich völlig auf. Wallungen und Neurosen, verbunden mit verschiedenen

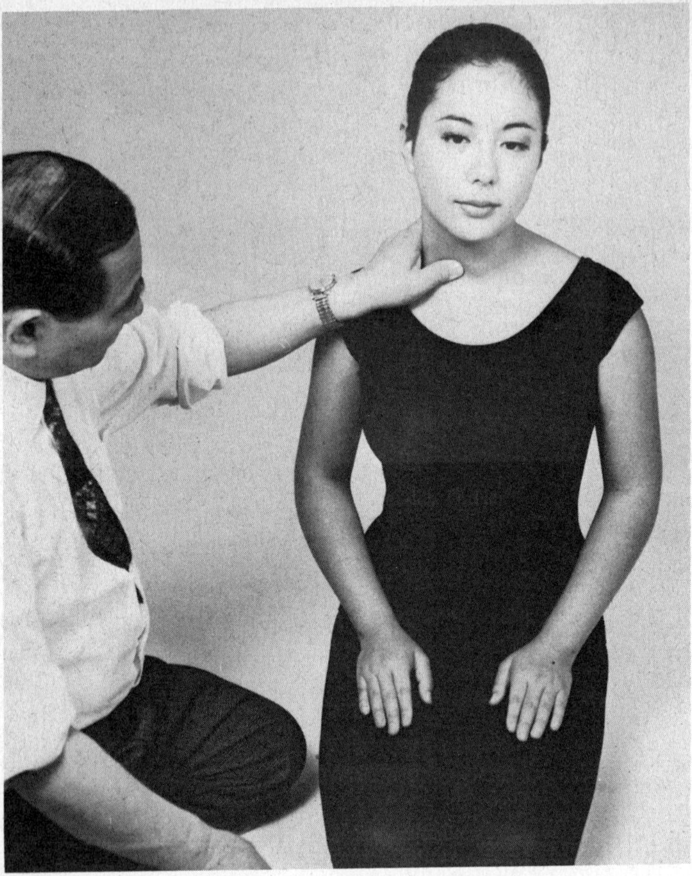

Abb. 62. Druckpunkte an der Vorderseite des Halses über der Schilddrüse (vgl. Abb. 61a)

Symptomen des Alterns, wie sie bei Störungen und Unregelmäßigkeiten der endokrinen Drüsen (besonders des Vorderlappens der Hypophyse, der Schilddrüse, der Nebennieren und der Bauchspeicheldrüse) vorkommen, sowie Fehlleistungen der vegetativen Nerven, welche diese Drüsen steuern, begleiten in der Regel das Klimakterium. Spannungen im sympathischen und parasympathischen Nervensystem verursachen Störungen im Bereich der motorischen Nerven, Schwindel, Herzklopfen, Schweißausbrüche, Hysterie, Ohrensausen, klimakterischen Hochdruck, erhöhten oder verringerten Pulsschlag, Rötung des Gesichts, Wallungen, Verlust des Appetits, Geschmacksveränderungen, hartnäckigen Durchfall oder Verstopfung, Verstimmung, Nervosität, Melancholie, Schweregefühl im Kopf, chronische Kopfschmerzen, Schlaflosigkeit oder Gedächtnislücken.

Um diese Zustände möglichst zu erleichtern, wende man folgende Shiatsu-Behandlung an:

1. Zuerst drücke man – vorsichtig! – auf die Vorderseite des Halses, besonders auf den vierten Punkt über der Schilddrüse (Abb. 62).

2. Hierauf drückt man auf die Schulterhöhe, die Schultermitte, den Bauch, die Magengrube und den Unterbauch, im übrigen je nach den besonderen Beschwerden gemäß Abbildung 63.

Abb. 63. Punkte zur Behandlung klimakterischer Störungen

a. 3.–5. Brustwirbel, Schultermitte (wirkt auf Herzklopfen und Schultersteifheit)
b. Schlüsselbein und Innenseite des Oberarms (Magengegend, weibliche Organe)
c. 6.–8. Brustwirbel (Magen, Leber)
d. 10.–11. Brustwirbel (Hysterie)
e. Lendengegend (Nieren, Bauchgegend, Fortpflanzungsorgane)
f. 3.–5. Lendenwirbel, Kreuzwirbel, Gesäß (Eierstöcke)
g. Mittellinie der Wade, Kniekehle (nervöse Störungen)
h. Schädeldecke (Fortpflanzungsorgane, vegetative Störungen)
i. Vorderseite des Halses, Achselhöhle (Schilddrüse, Gallenblase, Harnblase)
k. Rippenbogen (Magen, Leber)
l. Magengegend (Hysterie)
m. Umgebung des Nabels, Dünndarm (innere Organe)
n. Bauchgegend, Leistengegend, Innenfläche des Oberschenkels, Knie (weibliche Organe)
o. Vorderseite des Beins, Knöchel, Rist, Sohle (Gallenblase, Magen, Leber)

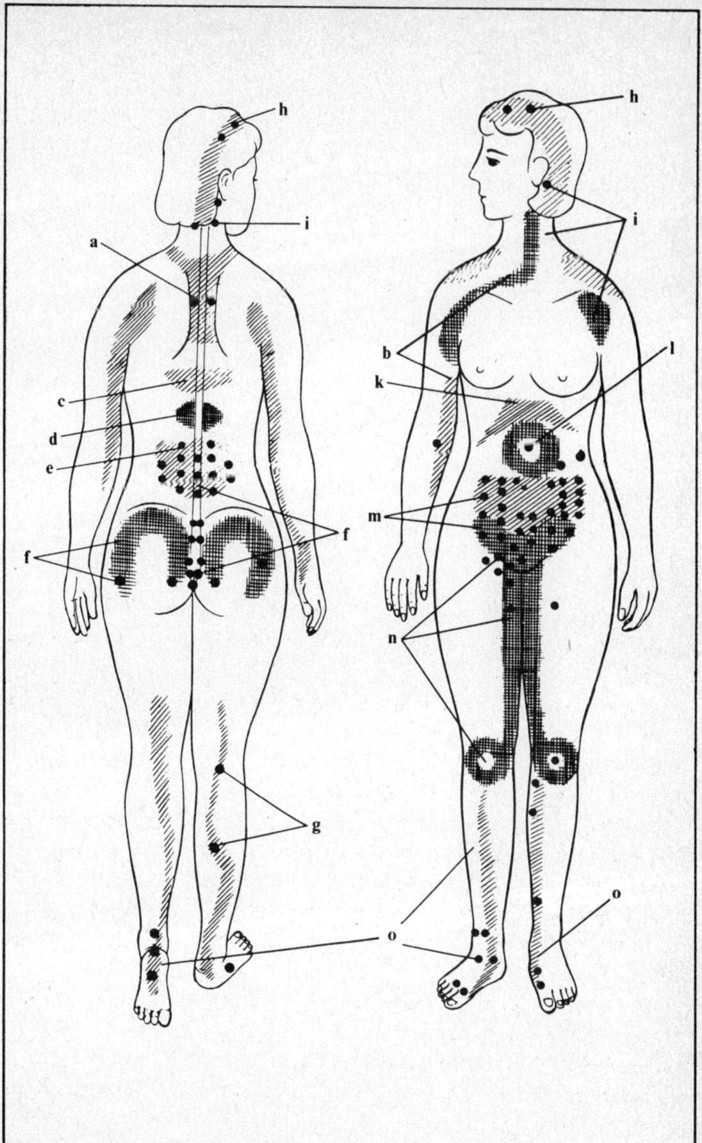

h
i
a
c
d
e
f
f
g
o
h
i
b
k
l
m
n
o
o

IV Shiatsu-Behandlung verschiedener Krankheiten

Magenschmerzen

Plötzliche Magenschmerzen gehen häufig auf eine Gastritis zurück, die aber in den meisten Fällen lediglich nervös verursacht ist. Hat der Schmerz seinen Sitz an der rechten Körperseite oder in der Magengrube, so kann es sich auch um eine Störung der Gallenblase handeln.

1. Um den Magenschmerz rasch zu beheben, soll sich der Patient ganz ausgestreckt auf den Bauch legen.
2. Man legt den rechten Daumen auf den 5. Punkt zwischen den Schulterblättern (Abb. 64).
3. Man legt den linken Daumen auf den rechten und übt mit dem ganzen Körpergewicht Druck aus. Das ist fünf- bis sechsmal zu wiederholen.
4. Klagt der Patient noch weiterhin über Schmerzen, so drückt man auf die Seiten der Wirbel, ungefähr 2 bis 3 cm unterhalb des 5. Punktes beginnend bis hinab zum 5. Lendenwirbel. Man drückt fünf- bis sechsmal 3 Sekunden lang.
5. Hierauf läßt man den Patient sich auf den Rücken drehen und übt mit der rechten Handfläche auf seine Magengrube einen leichten Druck aus (Abb. 65). Nach 5 bis 6 Wochen Behandlung wird der Patient gut schlafen.

Übersteigerte Peristaltik des Dünndarms, die sich vor allem in Durchfällen kundtut, entsteht infolge ungewöhnlicher Reizung der Darmwand, erhöhter Empfindlichkeit der Darmschleimhaut oder Funktionsstörung der die Peristaltik regelnden vegetativen Nerven. Leichtere Fälle von Durchfall

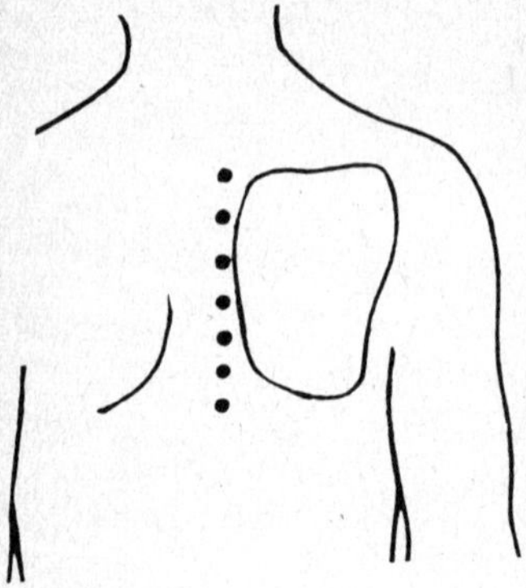

Abb. 64. Druckpunkte zwischen der Wirbelsäule und den Schulterblättern

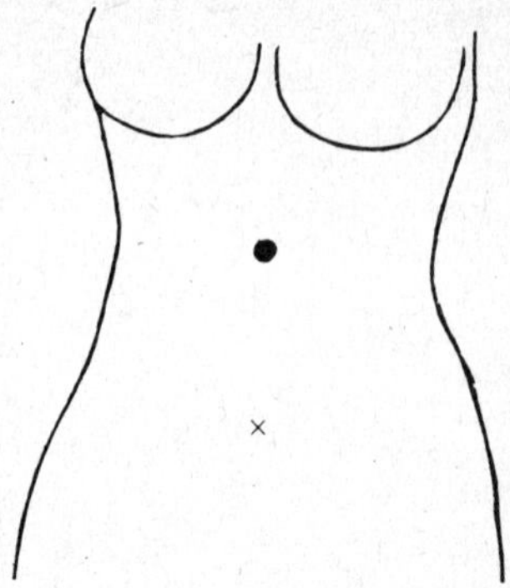

Abb. 65. Die Magengrube

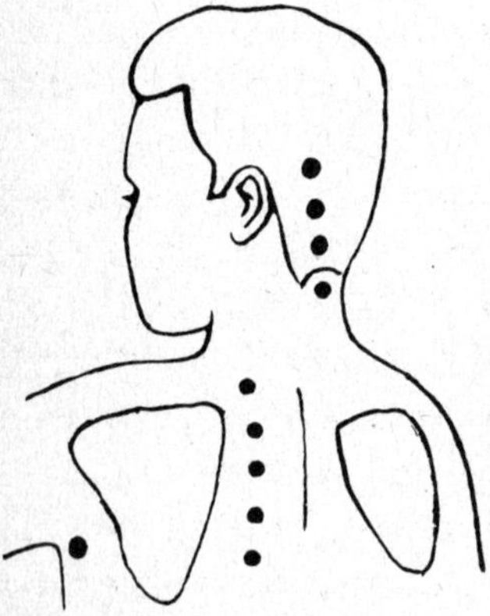

Abb. 66. Druckpunkte an Hinterkopf, Schulterblatt und Achselhöhle

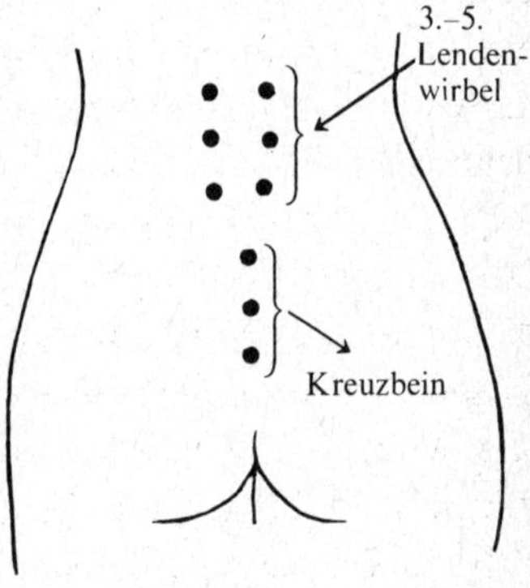

Abb. 67. Druckpunkte an Rückenende und Kreuzbein

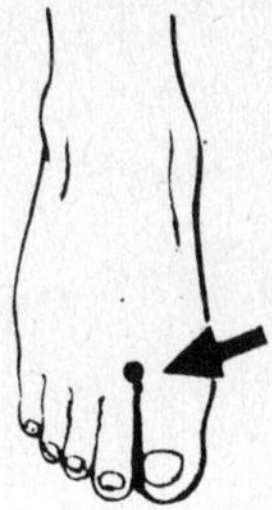

Abb. 68. Stelle zwischen den Wurzeln der 1. und 2. Zehe

können jedoch auch andere Ursachen haben, so zuviel Essen oder Trinken, Reizung durch angesammelten Stuhl, Nährmittelallergie, Abkühlung im Schlaf oder auch bloß einen Schnupfen. Es gibt ferner einen «seelischen» Durchfall (infolge Überbeanspruchung) und einen «gestrogenen» Durchfall (mangels Verdauungsflüssigkeit). Die schweren Formen dieser Erkrankung erfordern sofort ärztliche Hilfe. Zu ihren Ursachen gehören Darmentzündung, Infektionskrankheiten wie Ruhr und Cholera, Tuberkulose, geschwürige Dickdarmentzündung, Krebs des Mastdarms, Erkrankungen der Schilddrüse oder der Nebennieren, durch Lungenentzündung oder Blutvergiftung entstandene Toxine.

Den durch Störungen im Bereich der vegetativen Nerven hervorgerufenen Durchfall kann man jedoch mit den folgenden Shiatsu-Maßnahmen behandeln:

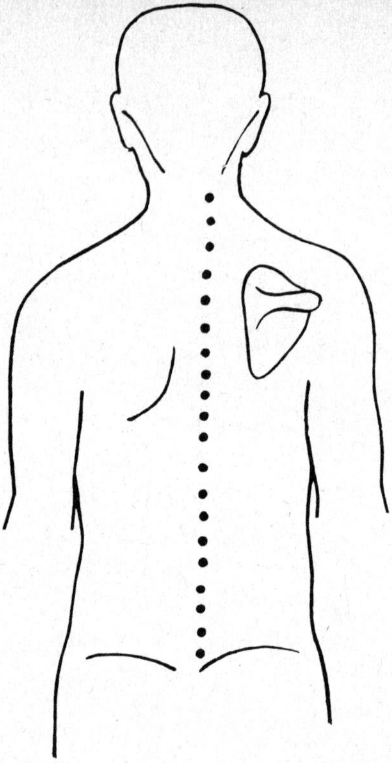

Abb. 69. Druckpunkte längs Brust- und Lendenwirbeln

1. Man drückt auf den Hinterkopf und die dem Mittelhirn nahe liegenden Stellen, die das vegetative System steuern (Abb. 66).
2. Man drückt auf die Stellen an den Schulterblättern und auf die Achselhöhlen, und zwar an den Punkten, die bei der Stärkung des Magens und des Darms eine wichtige Rolle innehaben (Abb. 66).
3. Man drücke auf den unteren Teil des Rückens und besonders auf das Kreuzbein (Abb. 67).
4. Man drücke auf die Hüften bis zum Trochanter major (siehe Abb. 27); das sind die wichtigsten Punkte bei der Behandlung des Durchfalls.
5. Man drückt mit dem Daumen kräftig auf die Stelle zwischen den Wurzeln der ersten und zweiten Zehe. Fünf- bis sechsmal an jedem Fuß dürfte genügen (Abb. 68).
6. Schließlich drückt man mit der Handfläche leicht und zart auf das Gebiet über dem absteigenden Dickdarm und auf den Unterbauch (siehe Abb. 5).

Magensenkung

Personen, deren Beruf es erfordert, daß sie durch längere Zeit in der gleichen Körperhaltung stehen oder sitzen müssen – Chauffeure, Büroangestellte, Fließbandarbeiter –, sind oft mager und blaß, Zeichen eines Zustandes, der oft mit Magensenkung verbunden ist. In der Regel handelt es sich um zuviel Essen oder übermäßigen Gebrauch von Medikamenten oder Abführmitteln, manchmal ist die Ursache auch eine angeborene Schwäche der Stützmuskeln des Bauches, die den unteren Teil des Magens bis zur Nabelgegend sinken lassen, in schweren Fällen sogar bis ins Becken; dort kommt es durch seinen Druck zu einer Verlagerung anderer innerer Organe,

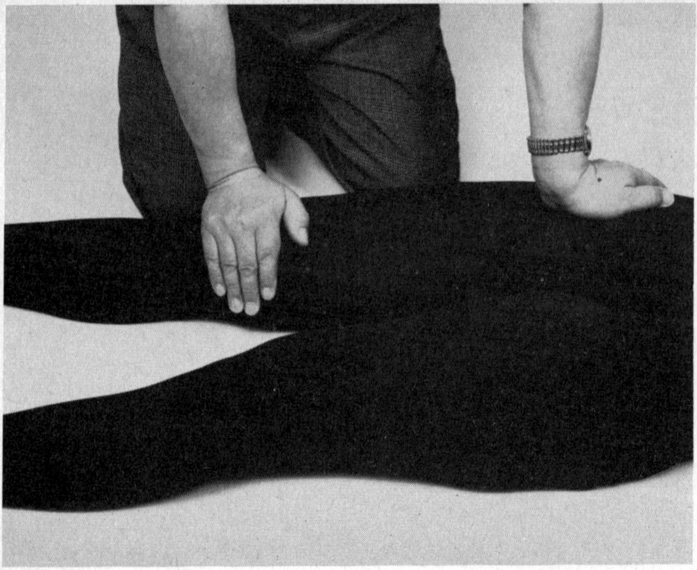

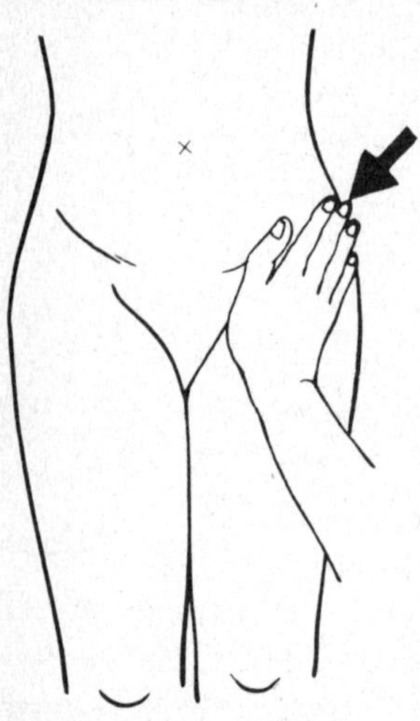

Abb. 70. Die Leistengegend

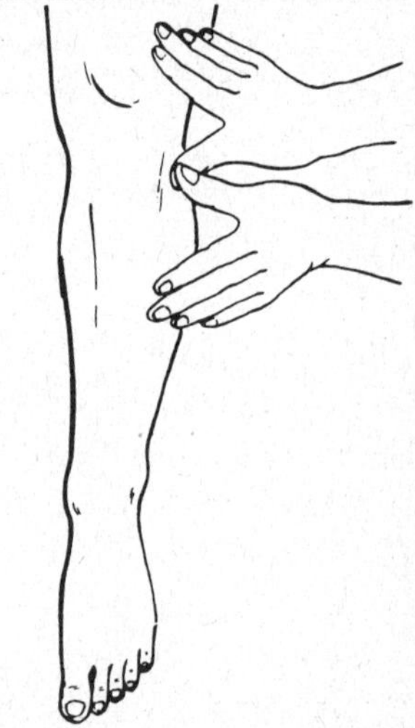

Abb. 71. Oberschenkel und Wade

bei Frauen werden die Eierstöcke und die Gebärmutter betroffen.

Patienten mit Magensenkung beklagen sich gewöhnlich über das Gefühl, einen schweren, überdehnten Magen zu haben, über Appetitmangel, Müdigkeit, Schwindel, Kopfschmerzen und Gewichtsverlust.

Wenn man eine Magensenkung heilen will, so muß man zuallererst dem Patienten versichern, daß sein Zustand heilbar ist, und ihn beruhigen. Dann redet man ihm zu, seinen Allgemeinzustand zu verbessern, und wendet Shiatsu an, um die Bauchmuskeln zu kräftigen. In den meisten Fällen ist es ferner wichtig, durch entsprechende Behandlung die gesamte Magenfunktion in Ordnung zu bringen, um die Verdauungsstörung und die Verstopfung zu beheben, die oft mit einer Magensenkung verbunden sind.

Aber auch die Schultern und der Hals sind zu beachten, die bei nervösen Menschen oft steif und hart sind, sowie der Brustkorb, wo häufig knotenartige Muskelschwellungen oberhalb des großen Brustmuskels auftreten. Sie müssen kräftig, aber schonend mit der Handfläche massiert werden.

Um die Gesundheit zu verbessern und die Heilung der Magensenkung zu beschleunigen, drücke man auf die folgenden Punkte:

1. Punkte 6, 7 und 8 der Abbildung 69, also auf die Brustwirbel und das ihnen anliegende Gewebe (um Magen und Leber zu behandeln).
2. Punkte 9 bis 12 (zur Kräftigung der Nieren).
3. Punkte an den Schulterblättern, oben am Rücken in der Nähe der Achselhöhlen (Abb. 61 c), am großen Rückenmuskel und am Vorderarm (gegen neurotische Symptome).
4. Punkt 4 an den Lendenwirbeln, Gesäß, Vorderseite des Oberschenkels, Wade und Vorderseite des Halses (um den pneumogastrischen Nerv anzuregen).

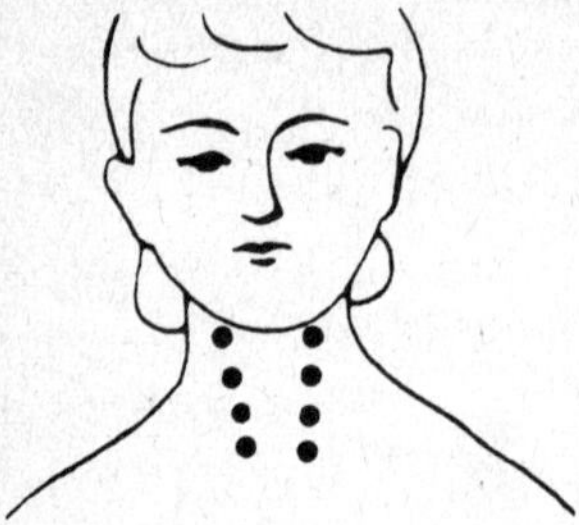

Abb. 72. Druckpunkte an der Vorderseite des Halses

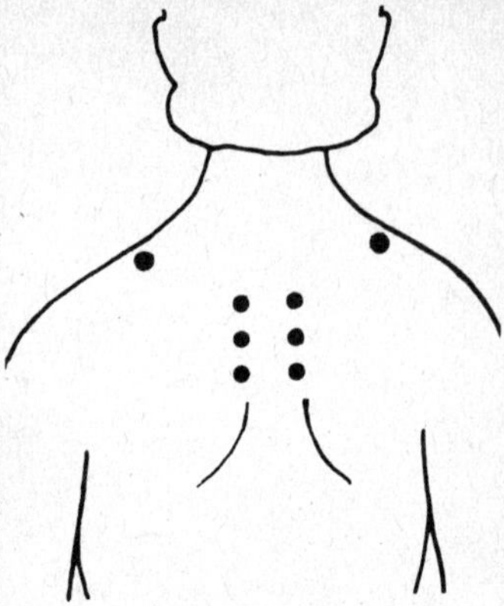

Abb. 73. Druckpunkte an den Schultern und zwischen den Schulterblättern

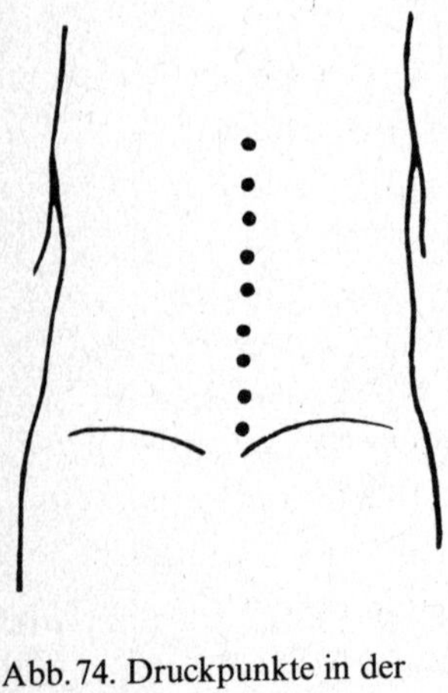

Abb. 74. Druckpunkte in der Kreuzgegend

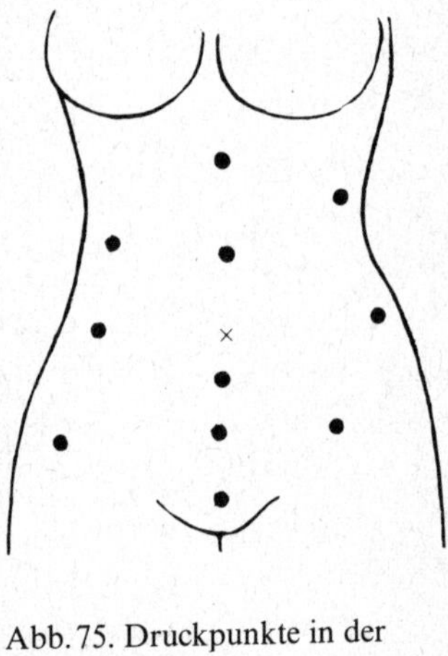

Abb. 75. Druckpunkte in der Bauchgegend

Die letzte und schwierigste Phase der Behandlung betrifft den Magen selbst; sie erfordert einen leichten Druck mit der Handfläche auf das Gebiet über dem Magen. Um ihn an die richtige Stelle zu bringen, schiebt man ihn vorsichtig vom Nabel zum Bauch hinauf. Nie darf man Kraft anwenden. Danach drückt man leicht auf die Leistengegend (Abb. 70) und mit den Daumen auf das Sanri (Abb. 71), um Müdigkeit und Kältegefühl zu beheben, die Symptome einer Magensenkung sind.

Schnupfen

Niemand kann praktisch dem Schnupfen entfliehen, der einen Menschen überfällt, wenn Körperwärme und Hauttemperatur disharmonisch sind oder wenn beim Schlafen der Körper seine Innenwärme senkt und gleichzeitig die Hautkapillaren erweitert. Der Körper befindet sich nun nicht mehr im thermischen Gleichgewicht, und das macht ihn für Erkältungen anfällig. Es ist sehr wichtig, in der Nacht gut zugedeckt zu sein, sogar im Sommer. Natürlich bestimmen Konstitution und Widerstandsfähigkeit weitgehend, wie anfällig ein Mensch ist.
Der Schnupfen, gekennzeichnet durch Niesen, gefolgt von Heiserkeit und Halsweh, ist weniger eine Krankheit als ein Alarmsignal, das anzeigt, daß der Körper nicht imstande ist, sich seiner Umwelt anzupassen oder einer möglichen Virusinfektion Widerstand zu leisten. Um dem abzuhelfen, steigert Shiatsu die Widerstandskraft des ganzen Körpers, statt einzelne Organe zu behandeln. Trotzdem beseitigt Shiatsu-Druck auf die Vorderseite des Halses (Abb. 72), die Schultern, die Stelle zwischen den Schulterblättern (Abb. 73), die Kreuzgegend (Abb. 74), die Beine und den Bauch (Abb. 75), die so unerfreulichen Symptome des Schnupfens.

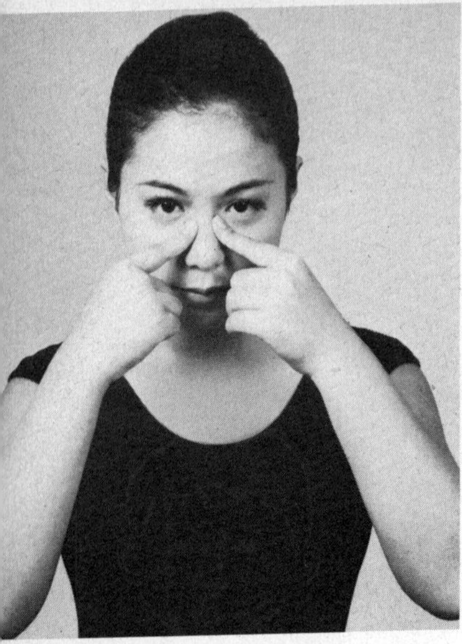

Abb. 76. Freimachen der verstopften Nase

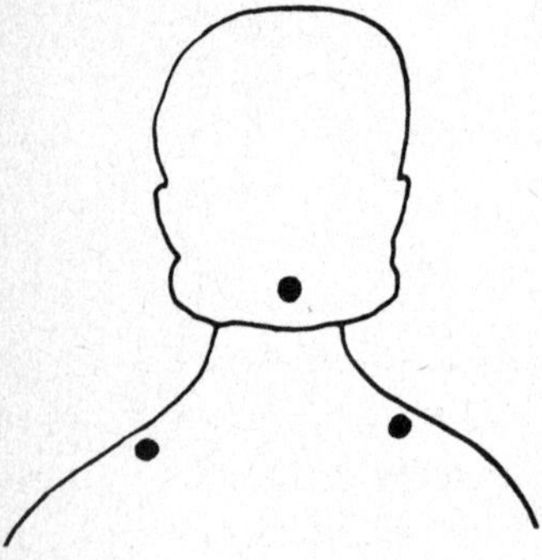

Abb. 77. Druckpunkte an Hinterkopf und Schultern

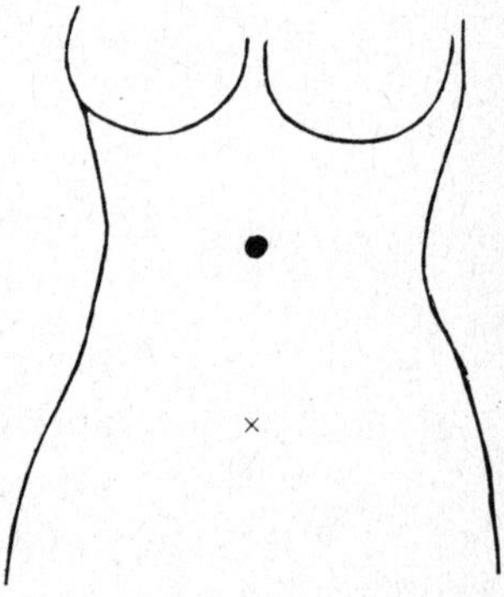

Abb. 78. Die Magengrube

Verstopfte Nase

1. Man drücke auf die acht Punkte an der Vorderseite des Halses (Abb. 72).
2. Dann lege man den Mittel- auf den Zeigefinger und drücke wiederholt auf beide Nasenflügel von oben nach unten. Das sollte die Verstopfung rasch beheben. Obwohl man bei Selbstbehandlung auch bloß mit dem Zeigefinger auskommen kann (Abb. 76), ist die Behandlung mit zwei Fingern doch wirkungsvoller.

Heiserkeit

1. Man drücke wiederholt auf den 3. und 4. Punkt an der Vorderseite des Halses (Abb. 72).
2. Man wende zarten Shiatsu-Druck an auf die Gegend des Hinterkopfes und auf die Schulterhöhe (Abb. 77), sowie auf die Magengrube (Abb. 78).

Zahnschmerzen

Zahnschmerzen, die durch Karies, Zahngeschwüre, Zahnfleischentzündung, Periodontitis, Wurzeleiterung verursacht sind, gehören sofort in zahnärztliche Behandlung. Aber manchmal kann auch bloße Nervosität Zahnschmerzen hervorrufen, die genau so weh tun wie die, welche organischen Ursprungs sind. Ist das der Fall oder hat ein Patient, der in zahnärztlicher Behandlung steht, trotzdem Schmerzen, dann verringert Shiatsu die Beschwerden und kann sogar den Schmerz völlig beheben.

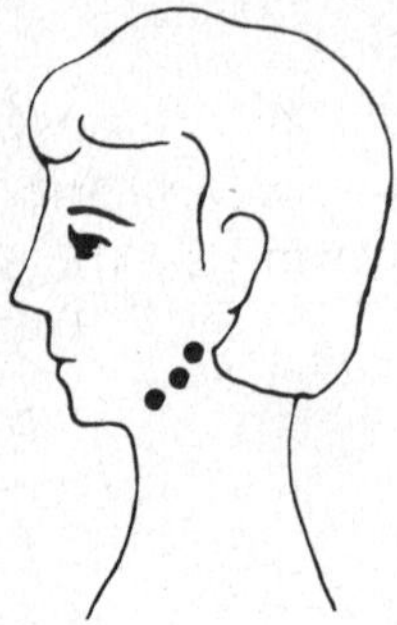

Abb. 79. Druckpunkte am Unterkiefer

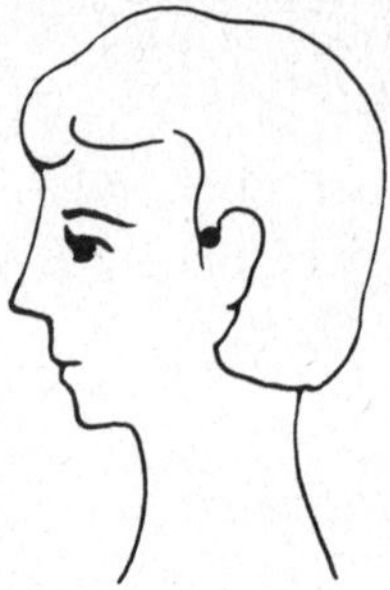

Abb. 80. Druckpunkt an der Schläfe

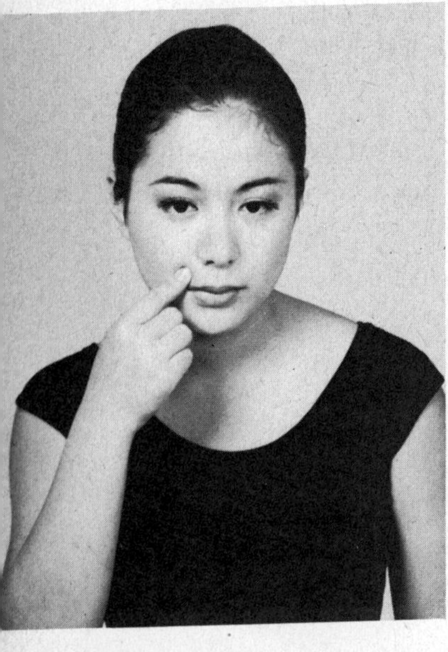

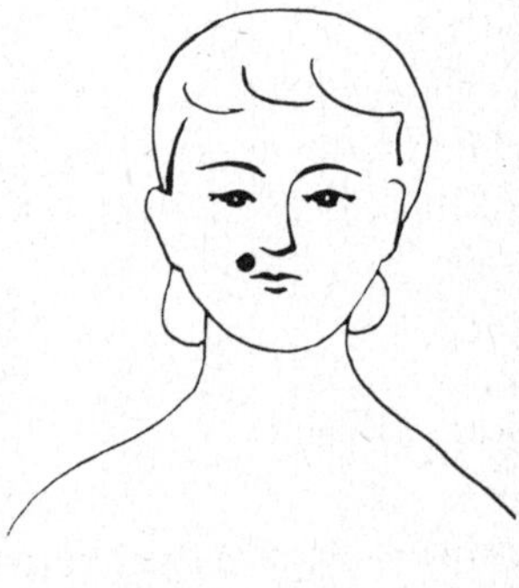

Abb. 81. Druck auf die Stelle über dem schmerzenden Zahn

1. Man drücke auf den Unterkiefer bis zum Ohransatz (Abb. 79).
2. Man drücke mit drei Fingern kräftig auf die Schläfe und wiederhole das zwei- bis dreimal (Abb. 80).
3. Man drücke durch längere Zeit mit einem Finger auf die Stelle der Lippe oder der Wange über dem schmerzenden Zahn; der Schmerz wird allmählich schwinden (Abb. 81).

Kopfschmerzen

Kopfschmerzen treten oft gemeinsam mit Zahnschmerzen auf, aber wodurch sie auch verursacht sein mögen, jedenfalls ist Shiatsu eine wirkungsvolle Behandlung.
1. Man läßt den Patient sich auf den Rücken legen und setzt sich so, daß man seinen Kopf vor sich hat.
2. Man drückt dreimal auf die 4 Punkte der Mittellinie des Schädels vom Haaransatz an der Stirn zum Scheitel (Abb. 82).
3. Man drückt viermal auf die 3 Punkte rechts und links vom Scheitel (Abb. 83).
4. Man wiederholt Maßnahme 2. Gleichzeitig drückt man sechsmal auf die Punkte neben dem Scheitel.
5. Man wiederholt Maßnahme 2.

Rheumatismus

Arthritische und rheumatische Schmerzen im Rücken und in den Schultern sprechen oft nicht auf Medikamente an. In Japan spricht man vom «Vierziger-Rücken» und von der «Fünfziger-Schulter», weil diese Zustände gewöhnlich in jenen Jahren auftreten. Sie reagieren prompt auf Shiatsu.

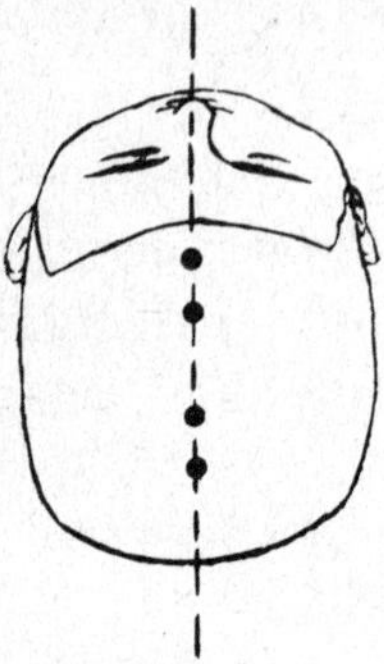

Abb. 82. Die 4 Punkte auf der Mittellinie des Schädels

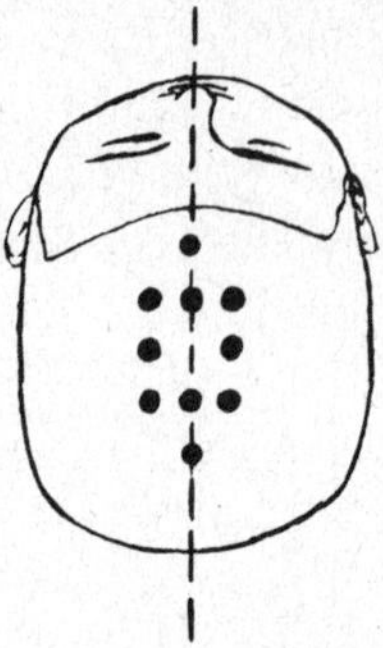

Abb. 83. Die 3 Druckpunkte rechts und links vom Scheitel

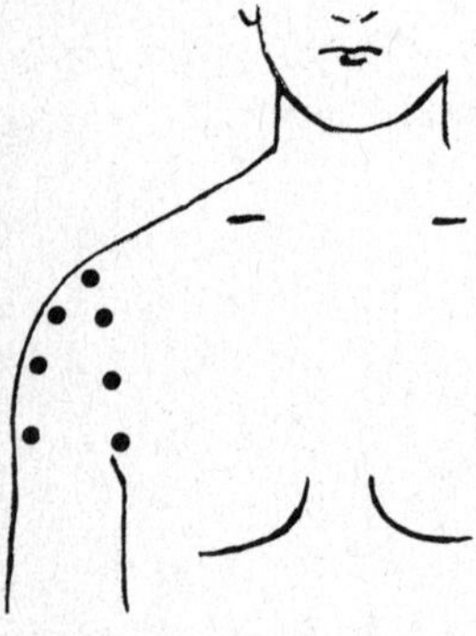

Abb. 84. Die Druckpunkte vom Deltamuskel abwärts

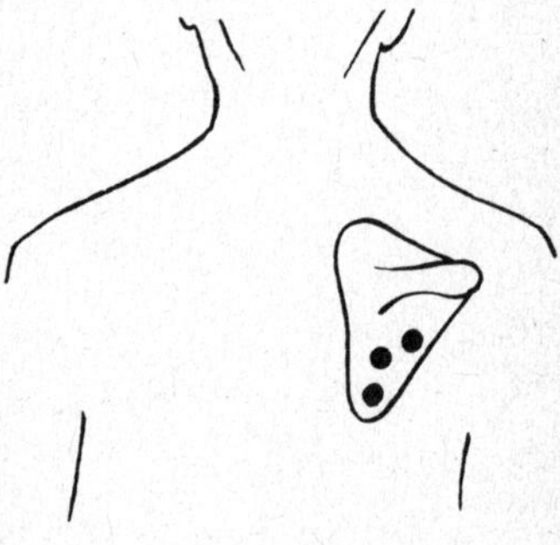

Abb. 85. Punkte in der unteren Hälfte des Schulterblattes

Rheumatische Schulterschmerzen

1. Der Patient sitzt aufrecht, man kniet neben ihm, wobei das eine Knie angehoben ist.
2. Zuerst drückt man auf die drei obersten Punkte gemäß Abbildung 84 und arbeitet sich dann abwärts.
Das wiederholt man dreimal durch je 2 Sekunden. Hat man die schmerzhafteste Stelle erreicht, so reagiert der Patient auf den Druck und zeigt dadurch an, wo die Wurzel des Übels sitzt. Wiederholter Druck auf diesen Punkt lindert den Schmerz und lockert den versteiften Muskel.
3. Der Patient legt sich auf die Seite, mit dem Rücken zum Behandelnden.
4. Mit dem einen Daumen auf dem anderen drückt man auf die 3 Punkte in der unteren Hälfte des Schulterblattes (Abb. 85).
Da dieses Gebiet sehr empfindlich sein dürfte, beginnt man mit leichtem Druck und verstärkt ihn allmählich.
5. Eine einzige Behandlung wird es dem Patienten ermöglichen, die Arme zu heben, die früher heftig geschmerzt hatten, aber zwanzig Behandlungen werden das Leiden vielleicht völlig beseitigen. Ein heißes Bad nach jeder Behandlung erhöht die Wirkung.

Rheumatische Rückenschmerzen

Die folgenden Maßnahmen beheben die Schmerzen in der Lendengegend, die bei Patienten in mittleren Jahren, die lange sitzen oder stehen müssen, sehr häufig vorkommen.
1. Man läßt den Patienten sich auf den Bauch legen und setzt sich neben ihn.
2. Man drückt mit drei Fingern leicht auf den 5. Lendenwirbel (Abb. 86). Der Patient wird an der Stelle Schmerz empfinden, die behandelt werden muß.

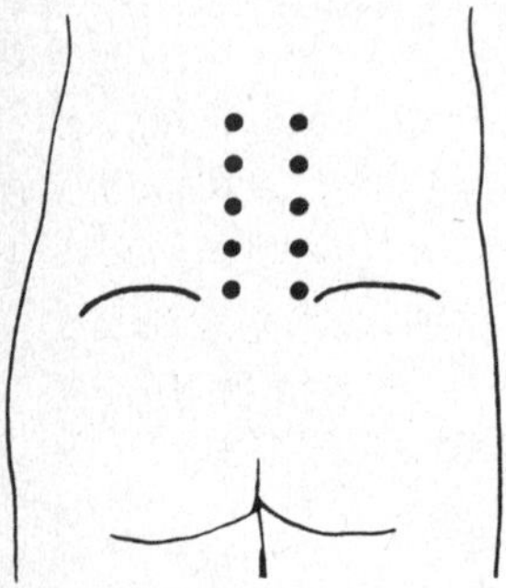

Abb. 86. Druckpunkte des 1.–5. Lendenwirbels

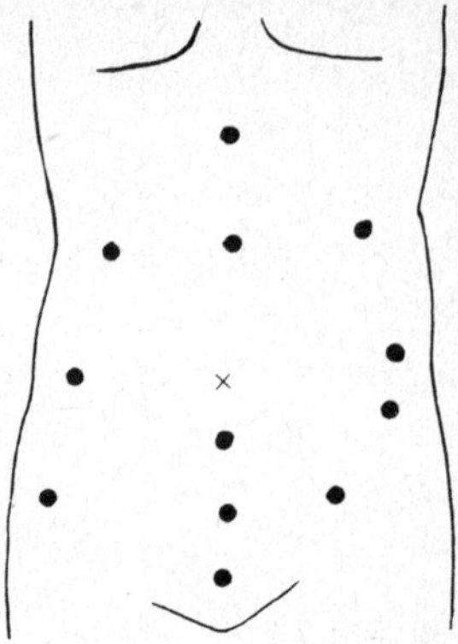

Abb. 87. Die Druckpunkte am Bauch

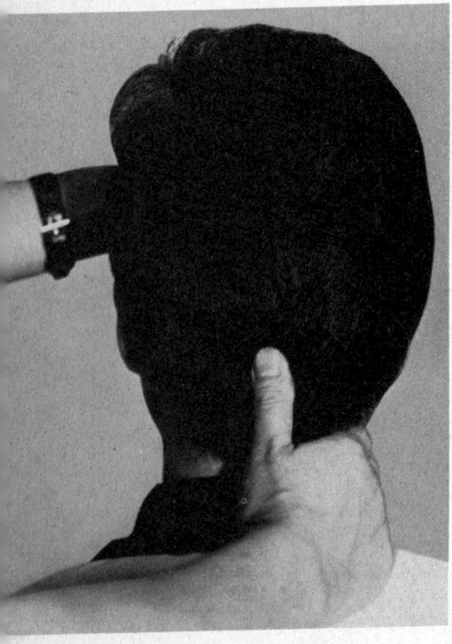

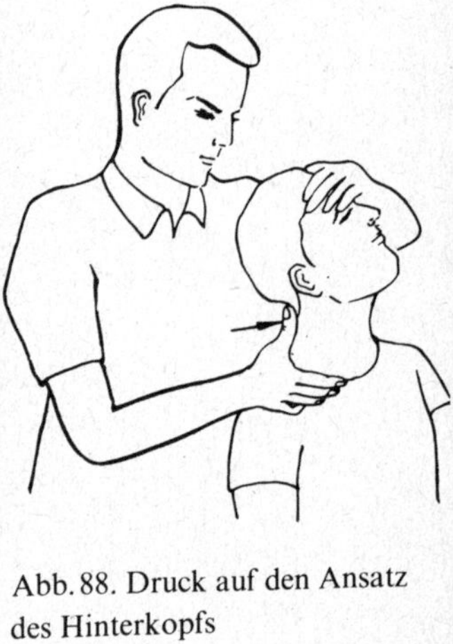

Abb. 88. Druck auf den Ansatz des Hinterkopfs
zur Behandlung von Nasenbluten

3. Zunächst drückt man mit beiden Daumen gleichzeitig auf die Muskeln zu beiden Seiten des entsprechenden Wirbels, aber nicht auf ihn selbst. Sobald die Muskeln erschlafft sind, drückt man auf den Wirbel, solange, bis sich der Zustand gebessert hat.
4. Man läßt den Patienten sich auf den Rücken legen.
5. Neben ihm sitzend drückt man mit der Handfläche leicht auf den Bauch, vom Magen bis zum Dickdarm (Abb. 87). Auf jede verhärtete Stelle drückt man wiederholt. Ist der Bauch erschlafft, so verschwinden die Schmerzen in der Lendengegend.

Nasenbluten

Nasenbluten kann bei Frauen im sechsten oder siebten Schwangerschaftsmonat auftreten, aber auch bei jedem Menschen, wenn Klima, seelische Faktoren oder Ernährung plötzlich einen vollständigen Wechsel erfahren. Sind die Anfälle, die durch jähen Blutandrang zum Kopf verursacht sind oder gegen Ende der Schwangerschaft vorkommen, mit Schweregefühl im Kopf, blutunterlaufenen Augen und Rötung des Gesichts verbunden, so rühren sie gewöhnlich von einer Gefäßstörung her. Oftmaliges Nasenbluten erfordert ärztliches Eingreifen. Fälle jedoch, die durch hohen Blutdruck, kompensatorische Menstruation oder seelische Störungen verursacht sind, können mitunter zu Hause behandelt werden. Zur Blutstillung stopft man die Nase mit Watte oder Gaze aus, blutet es weiter, so legt man ein nasses Tuch auf die Nase. Der Patient muß den Kopf zurücklegen. Sodann hält man die Stirn des Patienten mit der linken Hand und massiert den Ansatz des Hinterkopfes mit dem rechten Daumen, bis die Blutung zum Stillstand gekommen ist (Abb. 88).

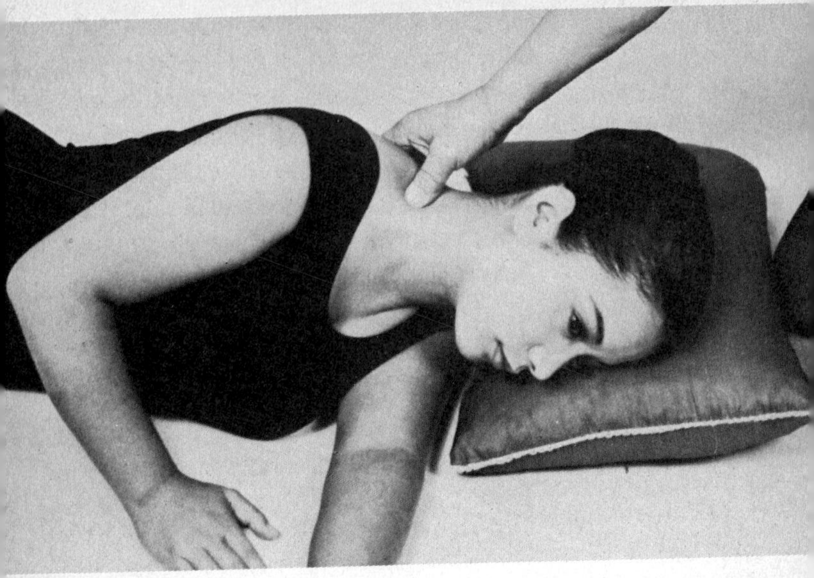

Abb. 89. Behandlung des steifen Halses

Steifer Hals

Der steife Hals, mag er nun durch Schlafen in nicht naturgemäßer Lage, durch plötzliche Bewegungen oder durch den Versuch, eine schwere Last zu heben, verursacht sein, ist durch heftigen Schmerz oder durch Versteifung der die Schmerzstelle umgebenden Muskeln gekennzeichnet. Das sind aber nur oberflächliche Symptome der gestörten Fähigkeit der Muskeln zu normaler Zusammenarbeit. Werden die betroffenen Stellen brutal behandelt, so wird dadurch der Schmerz gesteigert und eine Entzündung hervorgerufen.
Die Behandlung muß sich auf die Muskeln in der Tiefe erstrecken und soll nicht nur die oberflächliche Versteifung beseitigen (Abb. 89).

1. Um den eigentlichen Sitz des Leidens festzustellen, drücke man leicht auf die Schmerzstelle. Bei heftigen Schmerzen lokkert man sie, indem man sie mit der Hand oder mit einem heiß gemachten Tuch erwärmt.
2. Man wende Shiatsu-Druck an, aber so vorsichtig, als wollte man sich an einer bewaffneten Wache vorbeischleichen. Krafteinsatz kann schwer schädigen!
3. Man drückt zart, bis der Schmerz an der Oberfläche und schließlich in der Tiefe behoben ist.

Sind die tiefen Muskeln gereizt, dann kann es mehrere Tage bis zur Heilung dauern, aber Shiatsu sollte den Kranken instand setzen, den geschädigten Teil ohne starken Schmerz zu bewegen. Versteifung im Bereich der Schultern, die Quelle des ärgeren steifen Halses, sollte schon beim ersten Zeichen von Unbehagen behandelt werden.

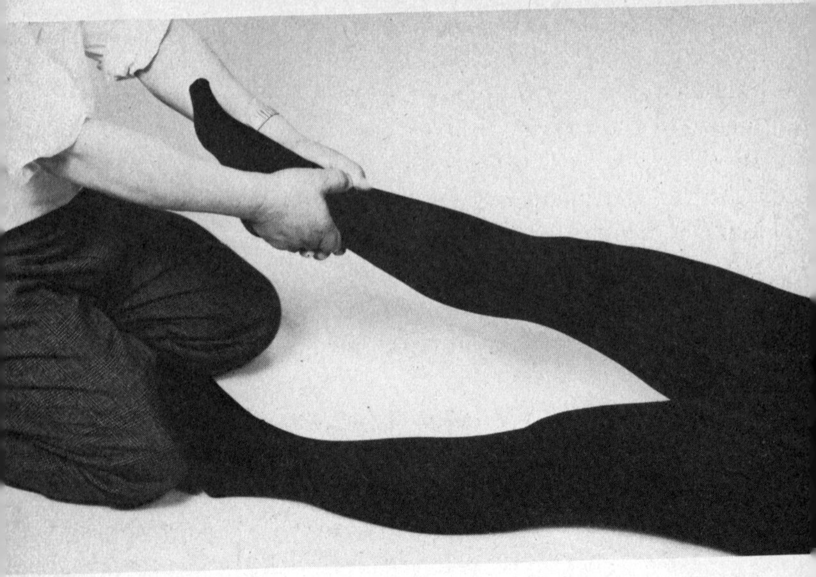

Abb. 90. Behandlung eines verletzten Beins

Quetschungen und Verstauchungen

Skilaufen und andere Sportarten liefern gute Möglichkeiten für gesunde Bewegung, aber sie erheben jährlich einen Zoll an Quetschungen, Brüchen und Zerrungen. Obwohl die äußeren Zeichen einer Quetschung so belanglos erscheinen können, daß der Patient sie übersieht, so kommt es doch zu Stauungen im Bindegewebe und in den Kapillaren und dadurch zu Schwellung, Bluterguß unter der Haut und Entzündung. Quetschungen muß man sofort behandeln, um ihren Folgen vorzubeugen.

Verstauchungen werden durch zu starke Beanspruchung eines Gelenks oder durch eine über die normale Leistungsfähigkeit eines Gelenks hinausgehende Bewegung verursacht; sie schädigen die Kapsel und den Bandapparat des Gelenks und sind so schmerzhaft, daß sie praktisch nie übersehen werden. Obwohl sie keine wirkliche Verrenkung darstellen, machen sie manchmal trotzdem große Beschwerden und brauchen lange Zeit zur Heilung.

1. Man drücke mit der Fläche einer Hand auf die betroffene Stelle, weil sowohl Quetschungen wie Verstauchungen Schwellungen und manchmal heftigen Schmerz hervorrufen.
2. Man drücke leicht auf die geschädigte Stelle, bis Hitze und Klopfen aufhören.
3. Am oberen Teil der geschädigten Stelle beginnend unterzieht man das verletzte Glied der entsprechenden Shiatsu-Behandlung.
4. Man wende Shiatsu-Druck auf die zu der verletzten Stelle gehörenden Muskeln an. Diese Behandlung sollte die Heilung beschleunigen.

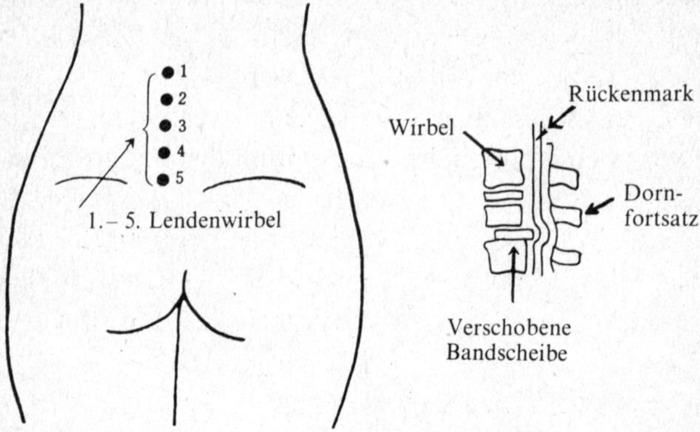

Abb. 91. Behandlung einer verschobenen Bandscheibe

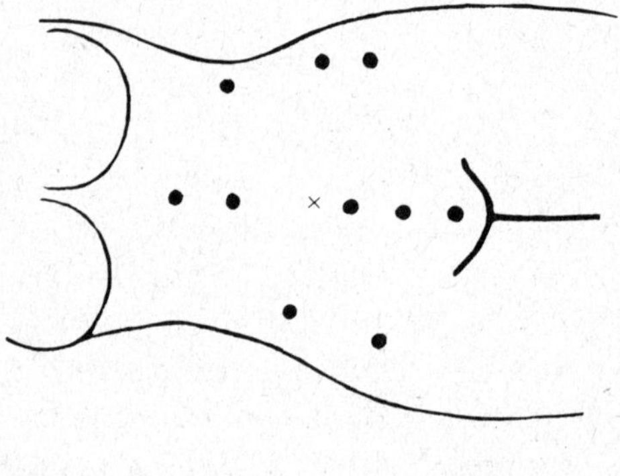

Abb. 92. Die Druckpunkte am Bauch

Bandscheibenverschiebung

Die heute so häufige Verschiebung einer zwischen zwei Wirbeln gelegenen Bandscheibe mit dadurch hervorgerufenem ständigen Druck auf nervöse Strukturen ist in der Regel durch einen Sturz, durch Heben eines schweren Gewichts oder durch eine plötzliche Verdrehung des Rumpfes verursacht. Solche Fälle werden wie folgt behandelt (Abb. 91):

1. Man fragt den Patienten nach der Schmerzstelle. Sie liegt gewöhnlich zwischen dem 4. und dem 5. Lendenwirbel, aber man muß unterscheiden, ob die rechte oder die linke Seite betroffen ist.
2. Angenommen, daß es sich um die linke Seite des 4. Lendenwirbels handelt, behebt man unter Vermeidung plötzlichen Drucks die Versteifung des dort befindlichen Muskels durch anhaltenden Druck mit dem Daumen.
3. Dann drückt man die Kuppe des Mittelfingers zart in die Höhlung zwischen den Dornfortsätzen des 4. und des 5. Lendenwirbels. Der plötzliche Schmerz, den der Patient jetzt empfindet, beweist, daß dort die Wurzel des Übels liegt. Man drückt leicht eine Sekunde lang und wiederholt das fünfmal.
4. Man läßt den Patienten sich auf den Rücken legen und wendet mit den Fingern und der Handfläche Shiatsu-Druck auf den Bauch an, besonders auf die Magengrube (Abb. 92).
5. Man drückt zart, aber tief links vom Nabel auf den Bauch.
6. Der Patient wird Schmerzen irgendwo in der Lendengegend angeben; auf diese Stelle drückt man mit der Handfläche zehnmal durch ungefähr je 3 Sekunden.
7. Der Patient soll eine Zeitlang ruhig liegen und in den nächsten Tagen vermeiden, sich zu bücken oder zu drehen.

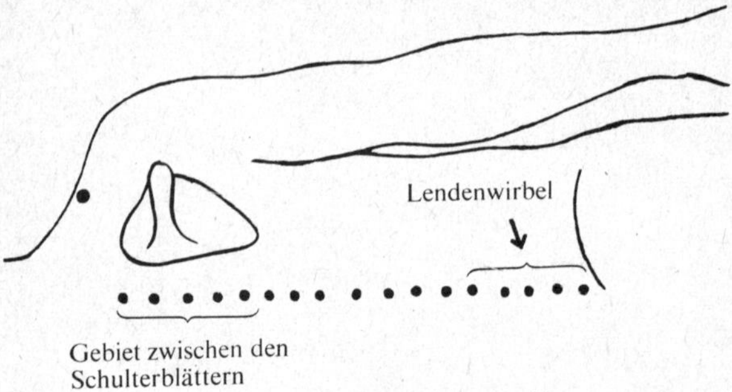

Abb. 93. Die Druckpunkte von der Schulter zu den Lenden

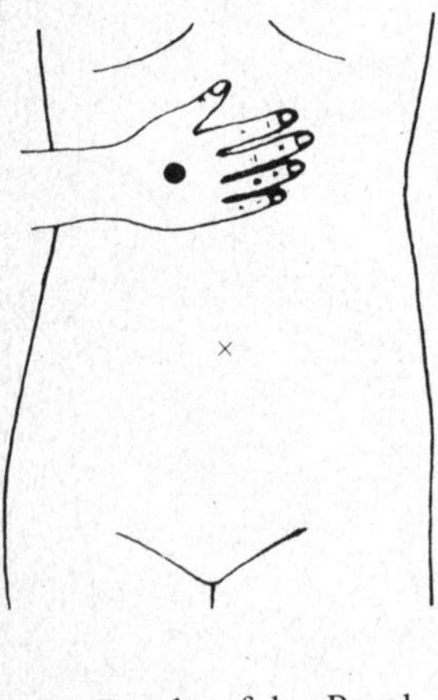

Abb. 94. Druck auf den Bauch

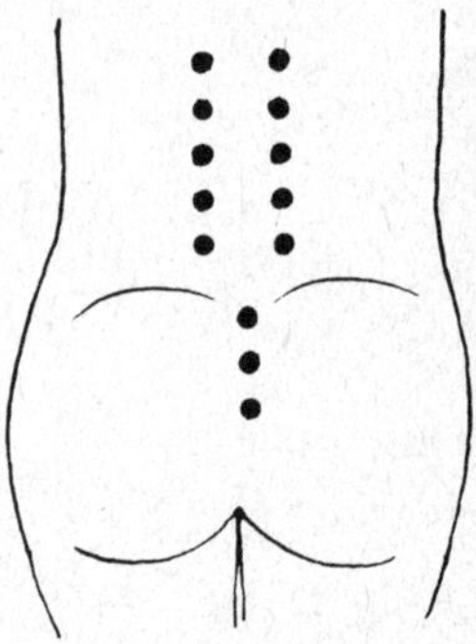

Abb. 95. Druckpunkte an Lendenwirbeln und Kreuzbein

Gallensteine

Aus Cholesterol und anderen Substanzen können in der Gallenblase Steine gebildet werden, die dann Schmerzen an verschiedenen Teilen des Körpers hervorrufen (rechte Schulter, rechtes Schulterblatt, 3., 4., 5. und 6. Punkt zwischen den Schulterblättern). Medizinisch spricht man von Cholelithiasis. Nachstehend eine wirkungsvolle Behandlung:

1. Der Patient liegt auf seiner linken Seite.
2. Shiatsu-Druck wird plötzlich und wiederholt angewendet. Man beginnt an der rechten Schulterhöhe und arbeitet sich über das rechte Schulterblatt und das Gebiet zwischen den Schulterblättern bis zur Lendengegend hinunter (Abb. 93).
3. Dann dreht man den Patienten auf den Rücken und drückt wiederholt auf den oberen Teil der rechten Bauchseite (Abb. 94).

Bettnässen

Harninkontinenz ist durch eine verlangsamte Reaktion des Schließmuskels der Harnblase verursacht. Zuviel Trinken und Abkühlung während des Schlafs führen oft bei jenen Personen zu Bettnässen, die für Versteifung der Lenden- und Bauchmuskeln anfällig sind. Die Behandlung soll in folgender Weise durchgeführt werden:

1. Man drücke auf die 5 Punkte an beiden Seiten der Lendengegend und auf die 3 Punkte am Kreuzbein (Abb. 95).
2. Danach drückt man mit der Handfläche auf den Unterbauch, besonders über der Harnblase (Abb. 96).

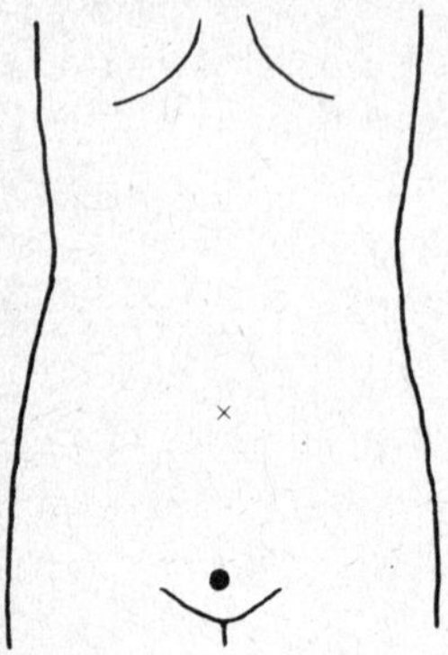

Abb. 96. Druckpunkt über der Harnblase

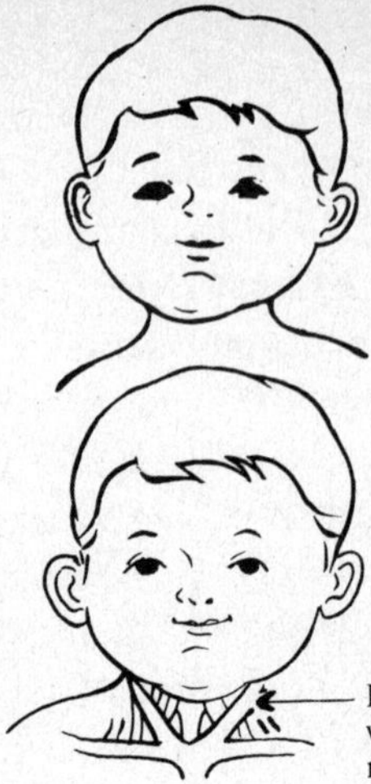

Abb. 97.

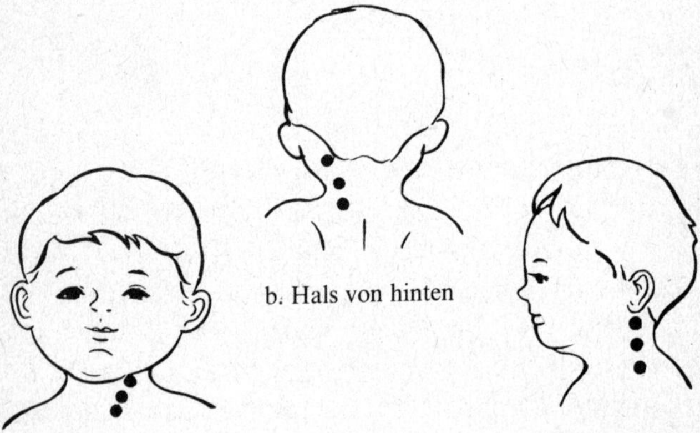

b. Hals von hinten

a. Hals von vorne

c. Hals seitlich

Abb. 98. Die Druckpunkte zur Behandlung des Schiefhalses

Säuglingspflege

Shiatsu bildet einen regelmäßig vorzunehmenden Teil der Säuglingspflege, der am besten beim Wechseln der Windeln oder beim Baden erfolgt. Shiatsu erhöht den Appetit des Säuglings und fördert die Verdauung, wodurch es zu schnellem Wachstum beiträgt.

1. Man legt die Handfläche 10 Sekunden lang leicht auf den Nabel des Säuglings und verstärkt dann ein wenig den Druck. Das wiederholt man fünfmal je 2 Sekunden lang.
2. Man drückt mit den Kuppen des 2., 3. und 4. Fingers leicht auf die Magengrube, der Druck muß sehr schwach sein. Das wiederholt man dreimal je 2 Sekunden lang.
3. Dann drückt man leicht mit drei Fingern auf das Gebiet unter dem Nabel und über der Harnblase. Dreimal zu wiederholen.
4. Schließlich drückt man mit der Handfläche fünfmal auf den Nabel.

Schiefhals

Der kindliche Schiefhals kann angeboren, aber auch durch achtlose Eltern verschuldet sein, die es dem Säugling gestattet haben, vorwiegend auf einer Seite zu schlafen. Wird die Shiatsu-Behandlung früh genug begonnen, so kann sie die Schrumpfung des Kopfwendemuskels beheben, der vom Warzenfortsatz hinter dem Ohr zur Spitze des Schlüsselbeins zieht (Abb. 97). Seine Verkürzung ist die Ursache des Schiefhalses.

Die Behandlung erfolgt auf nachstehende Weise:

1. Man übt mit dem Daumen Shiatsu-Druck auf den verhärteten Muskel von oben nach unten aus (Abb. 98 a).

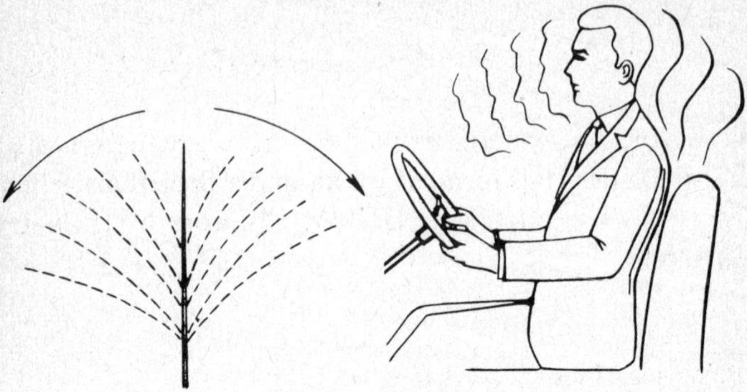

Abb. 99. Peitschenschlag und die ähnliche Bewegung des menschlichen Körpers bei plötzlichem Bremsen des Autos

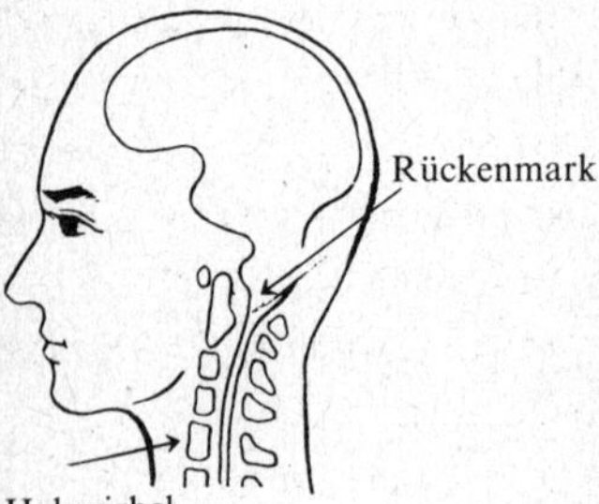

Abb. 100. Die Halswirbel

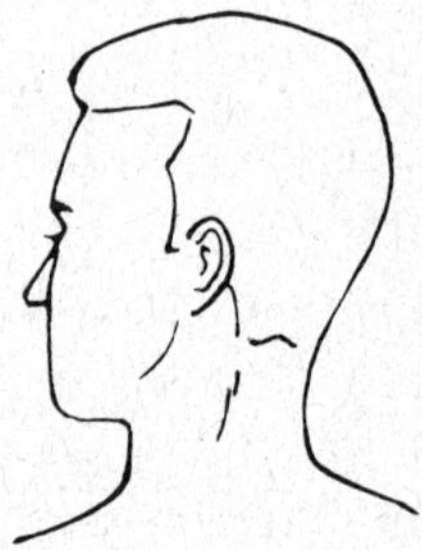

Abb. 101. Die verdrehten Halsmuskeln

2. Man drückt auf die 3 Punkte an der Rückseite des Halses von unterhalb des Ohrs bis zur Schulterhöhe. Zehnmal wiederholen (Abb. 98 b).
3. Man drückt auf die 3 Punkte an der Seite des Halses. Zehnmal zu wiederholen (Abb. 98 c).
Diese Druckanwendungen sollen dreimal täglich sehr zart erfolgen. Da der Hals formbar ist, kann der Schiefhals geheilt werden, falls er gründlich und ohne Unterbrechung behandelt wird.

«Peitschenschlag»-Verletzung

Der heutige Straßenverkehr hat eine neuartige Verletzung hervorgebracht: Verschiebung der sieben Halswirbel infolge einer heftigen Erschütterung des Rumpfes durch plötzliches Bremsen oder bei Frontalzusammenstoß. Dadurch entstehen Kopfschmerzen, Schwindel, Schmerzen am Hals und Taubheit an den Armen, die oft lange dauern und die Arbeit sowie die Teilnahme am gesellschaftlichen Leben behindern. Hat ein Zusammenstoß Bewußtlosigkeit hervorgerufen, dann muß man sofort einen Arzt herbeirufen.
Dauern die Folgen einer solchen Verletzung an, so werden sie folgendermaßen behandelt:
Man drückt seitlich und hinten auf den Hals (Abb. 102) und auf das Gebiet vom Ansatz des Hinterkopfes bis zum ersten Brustwirbel (siehe Abb. 27). Damit werden die Halsmuskeln gelockert und in weiterer Folge die verschobenen Knochen wieder an die richtige Stelle gebracht.
Manchmal sieht man im Röntgenbild die schmerzhaften Wirbelverschiebungen nicht. Deshalb ist bei jedem Zustand, der an eine Peitschenschlag-Verletzung denken läßt, die unmittelbare Anwendung von Shiatsu-Druck zu empfehlen.

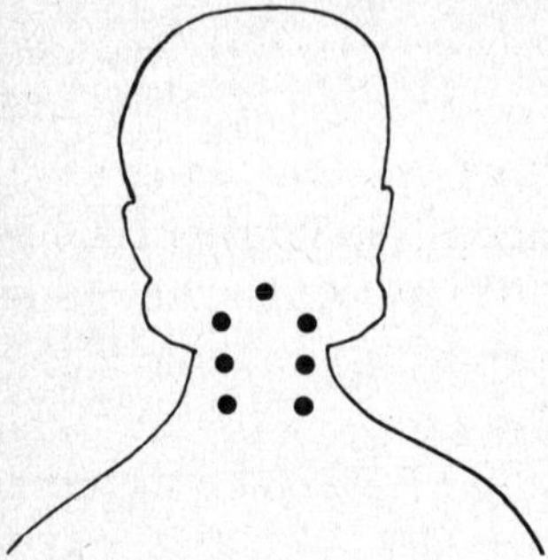

Abb. 102. Druckpunkte am Hinterkopf und Hals

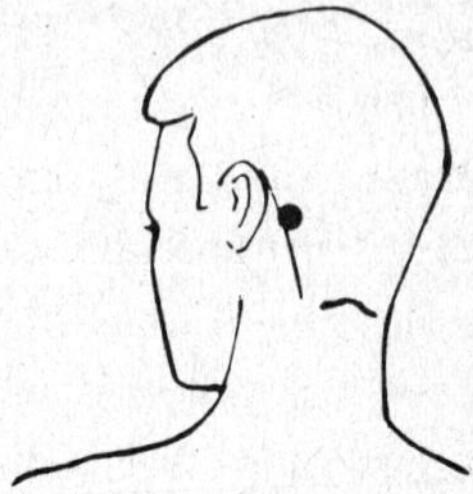

Abb. 103. Druckpunkt am Warzenfortsatz

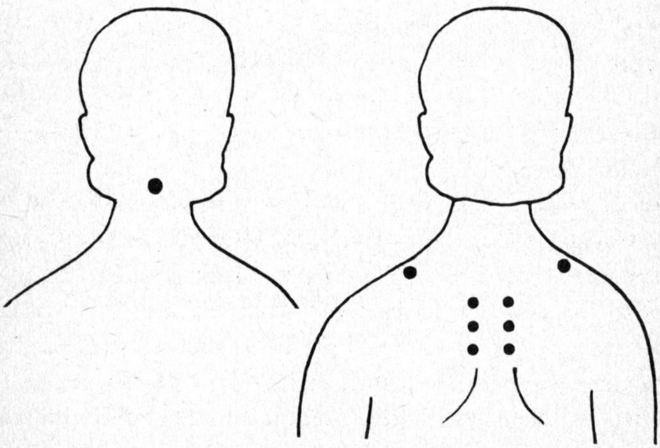

Abb. 104. Druckpunkte vom Hinterkopf abwärts

Reisekrankheiten

Wenn jemandem beim Autofahren übel wird, so kann das auf Einbildung beruhen oder von einer Neurose oder von schlechter Verdauung herrühren. In einem solchen Fall drückt man auf den Warzenfortsatz (Abb. 103), dann auf den Ansatz des Hinterkopfes, den Nacken, die Schultern und das Gebiet zwischen den Schulterblättern (Abb. 104). Sobald die Versteifung verschwindet, ist das Übelsein behoben.

Man möge auch daran denken, daß die «Autokrankheit» oft daher rührt, daß man gegen den Benzingeruch empfindlich ist. Da hilft viel frische Luft. Liegt die Ursache darin, daß das Auto plötzlich anhält, daß es rasch in die Kurven oder überhaupt zu schnell fährt oder daß die Straße schlecht ist, dann soll der Patient für kurze Zeit aussteigen und auf den Warzenfortsatz und die Magengrube drücken.

Wird einem in der Eisenbahn schlecht, so rührt das daher, daß man zu wenig gegessen oder geschlafen hat oder zu lange gesessen ist. Infolgedessen ist die Blutzufuhr zum Gehirn verringert und die Beine werden sehr müde. Um dem schnell abzuhelfen, drückt man auf die Sanri-Punkte an den Beinen, auf die Fußwölbung (Abb. 105), den Ansatz des Hinterkopfes und auf das Genick.

Gegen die weitgehend psychisch bedingte Flugkrankheit hilft am besten ein Gespräch mit einem Mitreisenden oder leichte Lektüre. Das durch den Druckwechsel verursachte unangenehme Gefühl in den Ohren verschwindet, wenn man Kaugummi kaut, ein Bonbon ißt, plaudert oder irgendetwas tut, das den Mund in Bewegung hält, damit der Druckunterschied zwischen der Flugzeugkabine und den Schädelhöhlen sich schnell ausgleichen kann. Shiatsu-Druck auf den Warzenfortsatz, die Schläfen, den Ansatz des Hinterkopfes und auf das Genick ist von sicherer Wirkung.

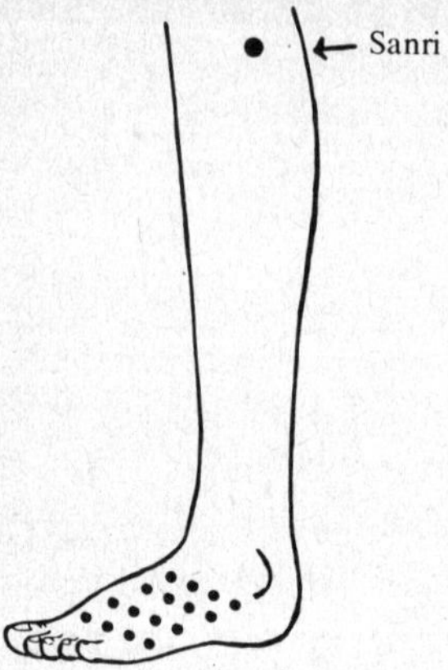

Abb. 105. Sanri-Punkt und Druckpunkte auf der Fußwölbung

Abb. 106.

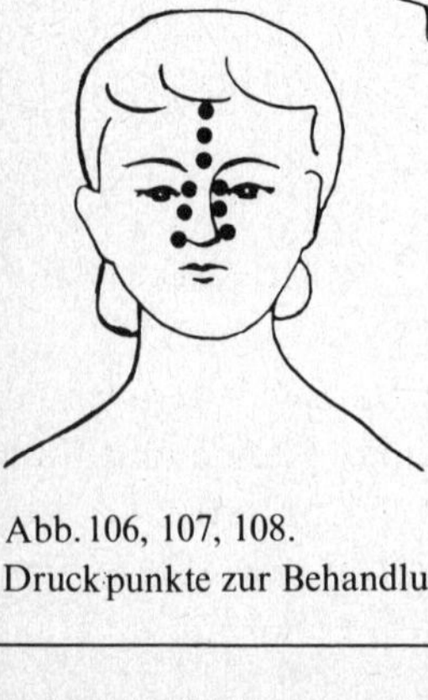

Abb. 107.

Abb. 108.

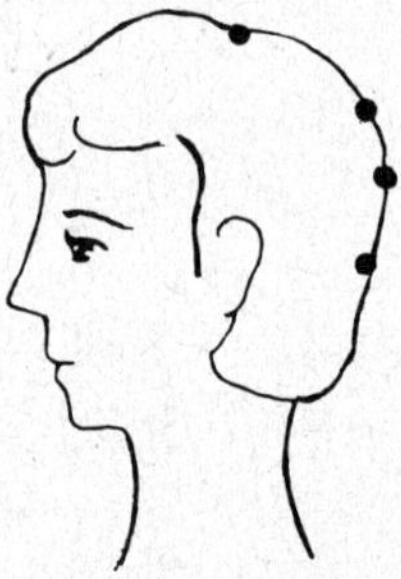

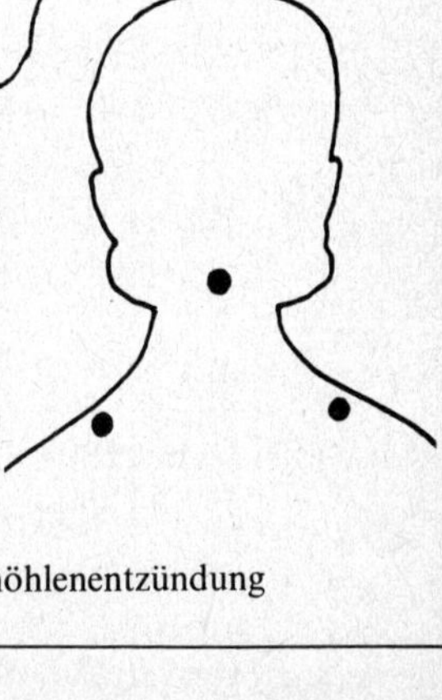

Abb. 106, 107, 108.
Druckpunkte zur Behandlung der Nebenhöhlenentzündung

Wird man seekrank, so liege man still und drücke auf den Warzenfortsatz, den Magen, die Schulterhöhe und die Wirbelsäule. Dadurch wird der Appetit verbessert, und man kann ohne Schwierigkeiten essen.

Nebenhöhlenentzündung

Wenn sich Eiter in den Nebenhöhlen der Nase, also in der Stirn- und Kieferhöhle ansammelt, dann tritt der als Nebenhöhlenentzündung bekannte Zustand ein, bei dem die Nase eine grüne Flüssigkeit absondert und verstopft ist. Man hat Kopfschmerzen, unter denen die Stimmung und das Gedächtnis leiden.

Gegen die Beschwerden drückt man auf beide Nasenflügel, die Stirn (Abb. 106), das Scheitelbein (Abb. 107), vorn und hinten auf den Hals, den Ansatz des Hinterkopfes und die Schultern (Abb. 108).

Schreibkrampf

Diese Bewegungsstörung wird durch chronische Ermüdung der Muskeln der Unterarme verursacht. Die folgende Behandlung verspricht Erfolg:

1. Man drückt auf die Punkte vorne, seitlich und hinten am Hals, auf die Schultern und auf die Höhlung des Schulterblatts.
2. Man unterzieht die Arme, besonders die Unterarme, das Arm-Sanri (Abb. 109), die Handgelenke, Hände und Finger einer gründlichen Shiatsu-Behandlung (Abb. 110).
3. Man drücke auf den Handrücken (zwischen den Mittelhandknochen) und zwar auf 3 Punkte in jedem Zwischen-

Abb. 109, 110, 111. Druckpunkte gegen Schreibkrampf

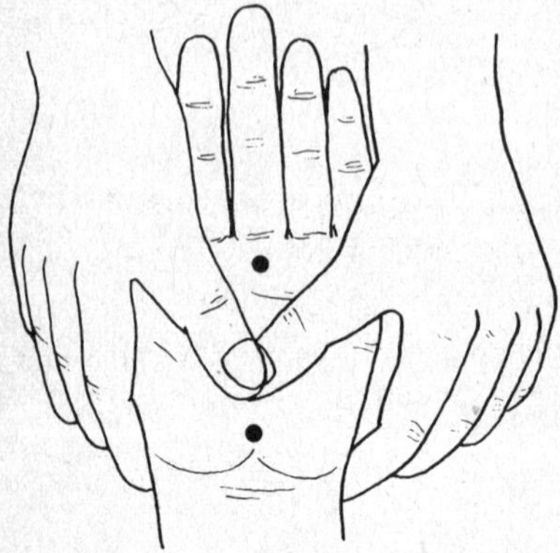

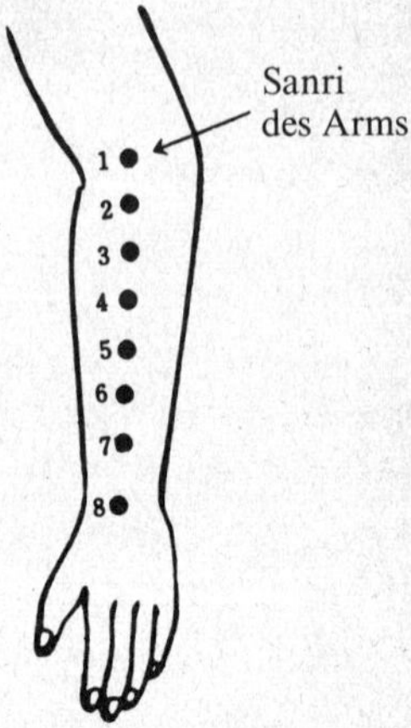

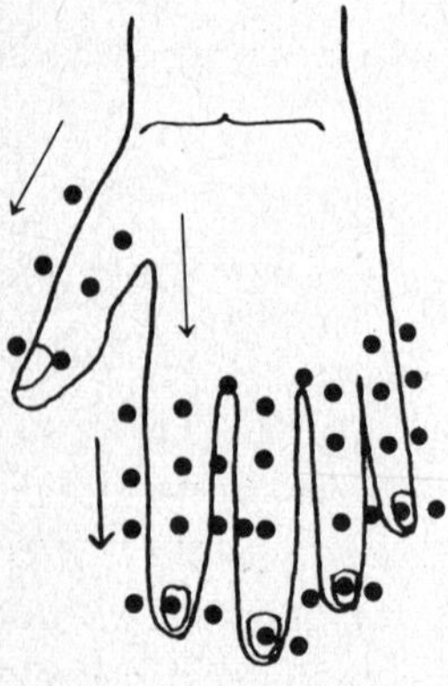

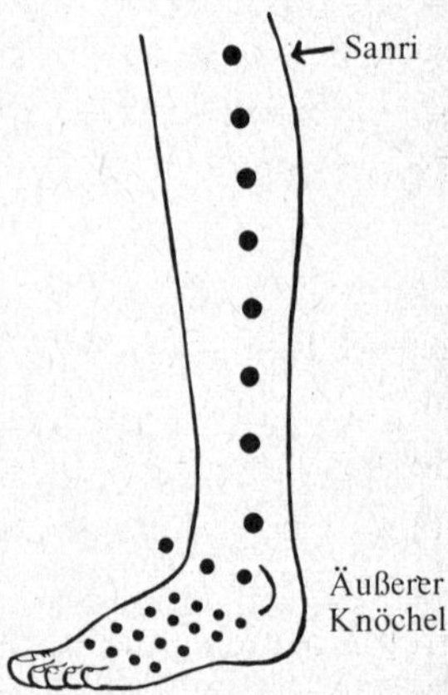

Abb. 112. Druckpunkte an Unterschenkel und Fuß

raum, womit man neben dem Daumen beginnt, ferner oben, unten und beiderseits auf jeden Finger. Schließlich drückt man auf die 3 Punkte an der Handfläche (Abb. 111).

Wadenkrampf

Wadenkrämpfe werden durch Ermüdung, Störungen im Bereich der inneren Organe, Abkühlung der Gliedmaßen oder der Lendengegend, aber auch durch Ischias verursacht.
1. Man drücke kräftig auf den Trochanter major des Oberschenkelknochens (siehe Abb. 27).
2. Man drücke auf die Punkte an der Rückseite des Oberschenkels und des Kniegelenks (siehe Abb. 6).
3. Man drücke auf die 8 Punkte am Unterschenkel bis hinunter zum äußeren Knöchel (Abb. 112).
4. Man drücke auf die Sanri-Punkte, dann auf das Kniegelenk, die Knöchel und die Sohle.

Durch häufige Anwendung von Shiatsu auf den ganzen Körper, besonders auf seine untere Hälfte, lassen sich die Wadenkrämpfe verhüten.

Eingeschlafene Beine

Sind die Beine eingeschlafen, nachdem man lange gekniet hat oder gesessen ist, so streckt man sie aus, übt kräftigen Shiatsu-Druck auf die 8 Punkte an der Wade aus (Abb. 113), massiert mit beiden Händen die 3 Punkte am Knöchel (Abb. 112), drückt auf den Sanri-Punkt und schließlich auf den Knöchel und die Sohle.

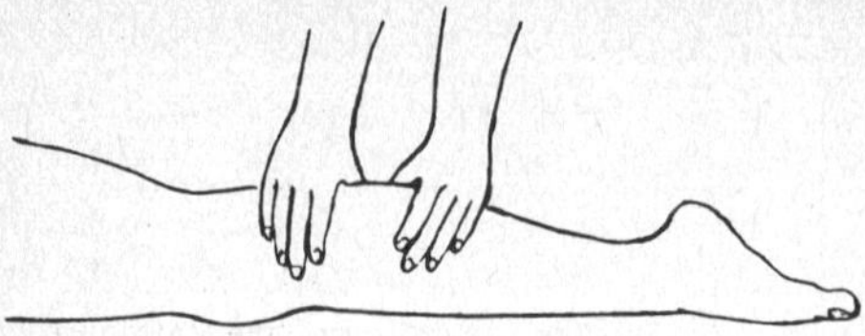

Abb. 113.
Eingeschlafene Beine

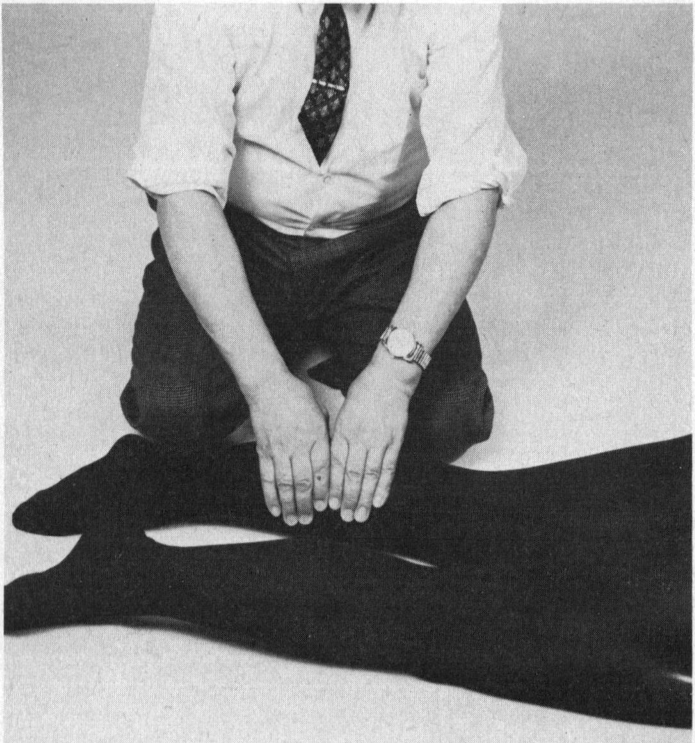

Register